想长寿就要带点儿"病"

（日）高田明和◎著　张　瑶◎译

辽宁科学技术出版社
·沈阳·

TITLE:［長生きしたければ"ちょい不健康"で生きなさい］

BY:［高田明和］

Copyright © 2009 Akikazu Takada

Original Japanese language edition published by Kawade Shobo Shinsha, Publishers.

All rights reserved. No part of this book may be reproduced in any form without the written permission of the publisher.

Chinese translation rights arranged with Kawade Shobo Shinsha, Publishers.,Tokyo through Nippon Shuppan Hanbai Inc.

© 2014，简体中文版权归辽宁科学技术出版社所有。

本书由日本株式会社河出书房新社授权辽宁科学技术出版社在中国范围独家出版简体中文版本。著作权合同登记号：06–2010第214号。

图书在版编目（CIP）数据

想长寿就要带点儿"病" ／（日）高田明和著；张瑶译. —沈阳：辽宁科学技术出版社，2014.6

ISBN 978-7-5381-8326-9

Ⅰ.①想　Ⅱ.①高 ②张　Ⅲ.①长寿–保健–基本知识　Ⅳ.①R161.7

中国版本图书馆CIP数据核字（2013）第249826号

策划制作： 北京书锦缘咨询有限公司（www.booklink.com.cn）
总 策 划： 陈　庆
策　　划： 陈　辉
设计制作： 柯秀翠

出版发行：辽宁科学技术出版社
　　　　　（地址：沈阳市和平区十一纬路 29 号　邮编：110003）
印 刷 者：北京世汉凌云印刷有限公司
经 销 者：各地新华书店
幅面尺寸：160mm×230mm
印　　张：11
字　　数：107千字
出版时间：2014年6月第1版
印刷时间：2014年6月第1次印刷
责任编辑：郭莹　邓文军　谨严
责任校对：合力

书　　号：ISBN 978-7-5381-8326-9
定　　价：28.00元

联系电话：024-23284376
邮购热线：024-23284502
E–mail：lnkjc@126.com
http://www.lnkj.com.cn

编者的话

随着社会经济活动的日益频繁和现代生活节奏的不断加快，近年来，人们越来越明显地体会到了身体和精神上出现的问题所带来的沉重之感。很多人身体稍有不适，就会担惊受怕、郁郁寡欢，这是因为没有站在理性的角度去理解和分析关于健康的含义，对自己的身体状况缺乏真正的认知。

本书旨在让读者了解了健康知识的同时，能够以轻松的心态面对生活，享受生活。由于日本的饮食习惯和生活环境与中国相比稍有不同，所以应该用辩证的眼光看待这本书对健康常识的诠释，如有健康问题，还是建议到专业医院诊治。

推荐序

本书的实质就是提醒人们不要过分看重体格检查中、生活中某些轻微的指标变化和饮食习惯。这些轻微变化在一定范围内对人体健康是没有影响的，相反，过分的关注有可能出现精神方面、心理方面的障碍。从而有可能导致躯体障碍，最终出现生活质量的下降。而良好的生活质量是人类生存和幸福感的根本。

此书的出版有助于人们改变对某些指标轻微的变化的理解。

北京市朝阳医院主任医生　陈向东

作者序

过于节制反而会导致身体不健康

健康意识过剩也是一种隐患

日本导入代谢综合健康诊断至今已经有一年多了。最近，我陆续发表了《微胖的人最长寿》、《稍微自由的生活方式最健康》等调查结果，表达了自己的观点。

在很早以前，我就对在坊间所流传的"瘦能使人健康"这一观点发出过警告。而我所主张的健康生活方式是："微胖的人会长寿"、"砂糖是健康的敌人，但是可以激活大脑"、"多吃一点肉"等。

2008年4月，我决定开设代谢综合诊断中心，从那以后，我对陷入非健康人群数量的增长感到越来越担心。

日本是世界上人均寿命最长的国家，国民的健康知识也很丰富，医疗水平非常的先进，而且还有着冠绝世界的健康保险制度……说起这些，可能没有人会质疑日本作为一个健康先进国家的地位。

所谓健康先进国家，指的是国民体魄健康，对自己的身体状况没有过多的担心，身心强健，生活轻松舒适的国家。可是我对现在的日本是否符合这一标准抱有很大的疑问。

例如，参加朋友聚会时，可能因为我是医生的缘故，总是能留意到朋友们说的"小肚子起来了""最近血压又高了""在体检的时候查出我的肝功能有问题"等担心自己健康的话语。实际上，他们看上去一个个红光满面，工作的时候也都精力充沛，不知道究竟为什么要去担心自己的健康状况。这也是我作为一名医生需要去思考的问题。

一个人关心自己的血脂、血压和血糖值，说明他有着很高的健康意识，是一件值得肯定的事情。但是，现代人的这种意识显得有些过剩。人们为了健康束手束脚，往往就是被一些错误的健康知识所误导的。

代谢综合健康诊断确实是发现生活习惯病征兆的一个基本方法，但是，在健康诊断中所查出的各项指标高于标准值，却并不代表你的身体处在危险状态。

别说危险了，在最近的调查中显示，反而是"稍微三高"的人会更加长寿一些。

不要迷信"健康知识"

现代人对健康意识的过度反应不仅仅体现在代谢类疾病上，在防止紫外线辐射、头脑锻炼方面也体现得很明显。

现代人原来就很热衷于减肥，在引入代谢健康诊断以后更加促使了减肥的盛行。香蕉减肥法、猕猴桃减肥法、西红柿减肥法的盛行一度导致商店里的香蕉、猕猴桃、西红柿断货，引起了很大的社会反响。身体脂肪测量仪也变得越来越普及，我曾经听说过有人在相亲时还加上了要求对象的身体脂肪含量在18%以下这一条件，真是让人无语。

在这样的风潮下，关注自己的体重、腰围、身体脂肪含量的人数急剧增加。而且，为了能够让这些指数保持在"正常区域"内，还要强迫自己去吃或不吃某几种食物，勉强去改变着自己的饮食习惯。

这样的生活方式真的是健康的吗？我认为像这样给自己加上了很多禁锢的生活方式会增加心理压力，反而对健康造成损害。

大家需要了解的是，在媒体上大肆宣传的健康知识中，错误或偏颇的东西也有很多。此外，血脂、血糖、血压等各种各样的基准值、标准值，说到底也只是一个平均、一般的数值。可是众所周知，人和人之间是存在着个体差异的，所以这些数值并不具备普遍性。

人体原本就具备感知自己身体健康的能力。在身心健康发生异常变化的时候，身体会发出提醒你注意的信号，同时体内平衡系统也会发挥作用，来调整身体机能的平衡。

当然，仅仅凭着身体自身的作用是无法解决所有问题的。但是比起被现代人"应该做什么""不该做什么"这样的意识或观念所左右，倾听自己身体的声音，朴素而豁达的生活方式显然对促进身体健康更加有效。

至少就我个人而言，即使是体重和血压有些超标，但只要不出现明显的异常，我就认为自己的身体健康没有问题。而且，只要健康状况没问题，我就会适量地去吃喜欢吃的食物、喝酒，享受轻松愉快的生活。

对于"有益于健康"这样的观念灌输，有时我会不作理会，而过去一种普通认为"稍微有点儿不健康"的生活。我认为这样敞开心扉释放自由的生活方式对健康是最有益的。

作为医生的我尚且如此，所以请大家一定要具备这样灵活的思维方式，享受快乐、轻松的人生。

本书将会对那些过度关注自己代谢指数的人发出警告，纠正人们错误的健康观念，并提出"遵循与生俱来的健康感觉，来追求身心健康的朴素、轻松、愉快的生活"这一全新的快乐健康理念。

我在做医生的同时，还长期研习禅学。"摆脱束缚"是禅道的重要精神——让心灵得到解放。我们要如禅道所说的那样，抛弃无用的束缚，每天都自由自在地快乐生活。我希望大家能够理解这一至高的健康理念。

高田明和

目录

第2章　与其过度节制，不如自由自在地生活

第3章 不要在检查时稍稍超标就惊慌失措

第4章　不要给自己的生活加上过多禁忌

第5章　一定要掌握甄别健康知识真伪的能力

第 **1** 章

走出体形和健康之间关系的认知误区

想长寿，
还得"有点儿胖"

据说，"你真苗条！"在"女性听到后感到高兴的一句话"排行榜中位列第二。

最近，在男性人群中，"希望自己苗条"的愿望也在逐渐增长，在一些交流座谈会上，越来越多的人也把控制体重作为"成功"的一个目标。为什么有这么多人希望自己更加苗条呢？

实际上，虽然过度的肥胖对健康不利，可是比起瘦弱，微胖的人要更加健康长寿，这是很明确的事实。

在医学上，过度瘦弱理所当然地被看成是一种非常危险的状况。

"*瘦*身狂想曲"之日本

减肥竞赛节目隆重登场

这是很早的事情了。当时一打开电视，我对正播放着的一个节目感到大为震惊，甚至忘记了去换自己想看的频道，不知不觉地就看入神了。

这个节目叫什么"D-1大赛"，内容是减肥竞赛。我知道在格斗界有"K-1"、漫才（日式相声表演）界有"M-1"这样的竞赛，但还是第一次见到竞争最瘦的"D-1"大赛，确实感到无法理解。

"D-1大赛"的参加者所尝试的减肥方法，有通过记录每日食谱的日志减肥、早晨香蕉减肥、混合饮食减肥、肌肉锻炼加压减肥、骨盆健走减肥、舞蹈韵律减肥、自行车减肥等多姿多彩的减肥方法。

女演员和搞笑艺人对减肥法提出了各种各样的挑战，并比较其效果，是这个节目的趣味所在。但是我认为这其实是把减肥游戏化了。

尽管如此，在黄金时间播放这样的节目，也在一个侧面反映了当今的日本人对减肥的高度关心甚至是疯狂的情绪。

我本来以为如果减肥热潮这样持续下去的话，人们有可能会掌握到一些正确的减肥方法，可是在"D-1大赛"中所出现的减肥方法，从医生的角度来看，在理论上完全就没有成立的可能。

早晨吃香蕉减肥的方法一度掀起热潮，导致了香蕉的极受欢迎，在水果店和超市的台面上甚至见不到香蕉的身影，那些脱离了母乳急需摄入香蕉来补充营养的婴儿和孩子们却吃不到香蕉，当时的日本就是这样的局面。

以前，如果在健康节目中介绍生姜对身体有好处，商店里的生姜就会脱销，介绍玉米的益处时玉米就会热卖，这种社会现象引起过人们的关注。其后，这些节目中的一部分内容被揭露是捏造的，不符合实际的，人们也就渐渐地淡忘了这些事情。

当然，我并不认为在"D-1大赛"中展现的瘦身法是被捏造出来的。只是我对日本人不管在什么时候都对健康和减肥知识做出这种单纯的反应而感到意外。到底这样的事情重复到什么时候，才能让人们意识到问题所在呢？在看"D-1大赛"的时候，这样的疑问一直在我的脑中徘徊。

减肥运动的根源

"肥胖等于不好（不好的健康状况）"这一提法最早出现在30年前，到1977年，这一问题被写成了5 000页的报告提交给美国的参议院审议。

报告的题目是《美国国民的健康》。当时，美国的心脏病发病率不断提高，并由此导致医疗费用的大幅增长。为此，美国参议院营养问题特别委员会花费两年时间，针对美国国民的食品和营养问题进行了大规模的调查，并综合了世界上其他国家的数据以及研究结果得出了这一份报告。这一计划的负责人是上议院议员马克格班，因此该报告也被称为《马克格班报告》。

调查结果显示，"导致美国人健康危机的原因是不正确的饮食习惯"。此后，美国便在全国范围内开展减肥运动。

当这一报告的结果传到日本后，许多人盲目信从，也把肥胖当成了损害健康的元凶，减肥的风潮由此扩散。

促使"苗条愿望"成为大众化的社会风潮的另一大原因，就是文化的可视化。在电视、杂志里出现的漂亮女明星和模特们，大部分都骨瘦如柴。而众所周知，在欠缺立体化的画面中，身体的姿态会以最胖的方式展现，因此，如果真人不是非常苗条的话，在画面上就会显得很臃肿。

随着大头贴、手机彩信、家用DVD的普及，一般的民众也获得了更多的利用"图像化"的自己与对象面对面交流的机会，其结果就是所有人都希望自己能够如同模特一样看起来苗条、漂亮。

所以我认为，产生现在社会上这种异常的"苗条愿望"的根源，就是过于偏重视觉化的社会价值观所导致的。

拥有美丽的外表当然是一件很好的事情，但是如果只注重外表，忽视了对内在的修炼，就会导致人自身的平衡受到破坏。

错误的体形印象

对于"瘦身热"在低年龄段的人群中扩散这一现象，我感到非常担忧。

我在抚养自己孩子的时候，从他们还很小的时候起，到发育期结束，也就是读高中的时候，就一直对他们说"好好吃饭。不多吃点的话就长不高"。

但是，现在低年级的孩子中，也有人在减肥。

2008年10月由Net Mile Research（日本的市场调查网站）进行的调查显示，在小学低年级的学生中有11.4%的人回答"现在正在减肥"或者"有过减肥的经历"。其中，有33%的孩子写到"因为体形被别人嘲笑而减肥"，这成为了最为广泛的理由。

还不到10岁的孩子，就因为讨厌别人对自己体形的嘲笑而开始减肥，这些有悖常理的事实实在是让人感到可笑。

"体形印象"是指一个人对自己所拥有的体形的看法，现在几乎有50%的小学生对此有着错误的理解。大阪羽衣国际大学的森政淳子教授的调查报告中如是指出。

在森政淳子教授的调查对象中，肥胖儿童只占总人数的不到5%。但是认为自己胖的孩子的比例却超过了20%。而且，有这样想法的孩子中，男孩子占多数，回答"有过减肥经历"的孩子中，男孩子也占多数。对于男孩子比女孩子更加在意自己外表这一结果，我有一点点怀疑。

为什么孩子们会有这样强烈的减肥愿望呢？我认为这是由日本人所认识到的错误的体形印象所导致的。

在2002年厚生劳动省（以下简称厚生省）的调查中，要求被访者对自己的体形做出评价。其中，大部分的男性都对自己的体形有着清楚的认识，但是很多体重正常的女性却对自己做出了"过胖"的评价。在20岁左右的女性中，无论她们现在的体重如何，却有超过40%的人回答"希望能够减轻自己的体重"。

但是，我真的不认为那超过40%的人都有减肥的必要。

*减*肥缘何成为"流行病"

无视肥胖警示的美国人

《马克格班报告》中提到"在美国蔓延的心脏病等慢性病是由以肉食为中心的错误饮食习惯所导致的生活习惯病，用药物无法治疗"，从而给美国人敲响了警钟。

在美国人的饮食习惯中，不仅仅是食用过多的肉类，还大量摄入油炸薯条等食物，导致出现了很多大腹便便、行动笨拙的巨汉。最近，美国航空公司还发布规定，肥胖者需要额外交纳乘坐飞机的机票钱，引起了很大议论，这也是因为"超级胖子"人数激增所导致的结果之一。

肥胖可以通过"BMI"指数来进行诊断。"BMI"是身体量化指数（Body Mass Index=体格指数）的缩写，计算方法是用体重除以身高的平方。

"BMI"指数在世界范围内都是通用的，但是对肥胖的判定标准根据国家的不同有所区别。日本肥胖学会制定的标准中，BMI为22是标准体重，25以上是肥胖，18.5以下是过低体重。在WHO（世界卫生组织）的标准中，25以上是"超标体重"（Overweight），30以上就被认为是"肥胖"（Obese）了。此外，在日本的标准中，BMI超过30者被认为是"重度肥胖"。

在美国，如果以BMI超过25以上是超标体重、超过30以上就是肥胖的标准来界定的话，那么在《马克格班报告》发表时，全美人口的50%都超过了这一标准。在2002年所做的大规模调查显示，肥胖的人数仍在进一步增加。

2003年，美国准备进攻伊拉克的时候，当时的公共卫生署负责人理查德·卡尔莫纳就说过"现在对于美国而言最大的敌人不是伊拉克，而是肥胖"。

BMI计算公式

体重（kg）÷［身高（m）］^{2}

（例）　　体重65kg、身高162cm的人

$$65 \div (1.62 \times 1.62) \approx 24.8$$

这个人的BMI指数就是24.8

可是，就算是像这样在全国范围内对"肥胖"敲响警钟，也无法抑制美国人的食欲。这对于美国政府而言实在是一件很棘手的事情，不过从中也可看出美国人的一些特性。

在OECD（经济合作与发展组织）2007年的调查中显示，美国是30个作为调查对象的国家中肥胖（BMI超过30以上）率最高的国家（32.2%）。排在第二位的墨西哥肥胖率约为30%，接下来是新西兰、英国、希腊、澳大利亚。以上国家的国民肥胖率均在20%以上。

此外，肥胖率最低的国家是韩国和日本，这两个国家BMI超过30以上的肥胖人群所占的比率都只有3.2%。

可以认为，大多数日本人基本上没有必要担心达到由于肥胖引发疾病那样的程度。可是，很多人却仍然对肥胖感到恐惧，从小学阶段就开始认为"必须要减肥"，这实在是让人感到很可笑。

先不管那些过度肥胖的儿童（毕竟他们只有很少数的一部分），成长期的孩子不管吃多少都觉得饿，这一现象是很正常的。比起"那个会让人长胖，这个热量太高了"这样的挑剔食物的方式，不分食物的种类放松地吃，健康而精力旺盛地成长，这难道不是一件好事吗？

每年都在变瘦的日本人

带有讽刺意味的是，受到《马克格班报告》影响最大的国家不是美国，而是日本。

日本人每日摄取的热量，在这30年间逐渐减少。厚生劳动省的《国民健康营养调查》显示，日本人平均每天所摄取的热量，在1936年时是7 962KJ，在1975年时这个数值增长到了9 155KJ。但是在《马克格班报告》发表以后的1980年，这个数字减少到了9 138KJ，此后，1985年是8 736KJ，1990年是8 477KJ，1995年是8 468KJ，2000年是8 150KJ，到2007年时，这个数字减少到了7 941KJ。

摄入热量逐年减少很明显的一个结果就是，日本人越来越瘦。就如同"中年发福"这个词所说的一样，刚生完孩子的女性理论上都会发胖，但是最近走在大街上，却基本见不到身材臃肿的母亲。

30岁女性的BMI值在25以上就被认为是肥胖。在日本1985年时这一比例是13.1%，到近几年，这一数字减少到了8%左右，日本女性确实是变苗条了许多。

分析逐个年代的营养摄入量，我们可以发现，20~40岁年龄段的女性热量摄取量明显减少，很自然地引起了"低体重"人数的增加。在20~40岁年龄段的女性中，BMI在18.5以下的"体重过低"人数的比率，1985年时是7.8%，1995年时是12%，到2004年这一比例升高到了15.6%，比20年前多了一倍。

尽管如此，现代人追求苗条身材的脚步仍然不会停止。这一点我们从"D-1"这样的节目热播中即可看出端倪。

日本女性摄取的热量已经降至最低点

从2004年开始，为环球小姐日本赛区的参赛选手们制定营养计划的是出生自澳大利亚的营养学家艾丽卡·安格尔，她拥有卫生科学的学士学位以及营养师的资格证。

在艾丽卡眼中的日本小姐都有着很重的心理负担。她们的共同特点是"让人吃惊的什么也不吃，上半身瘦骨嶙峋"。

为了在世界的舞台上展现出从内至外的健康美，安格尔给日本小姐们传达了"完美的身体是通过食物来塑造的"这一理念。

2007年环球小姐日本赛区第一名的森理世身高175cm，体重55kg，这样的身材能不能在已经发表了反对"瘦骨仙"宣言的米兰和罗马成为一名模特，还很值得怀疑。

当然，BMI这项指标本身也有不完善的地方。只用体重和身高来计算肥胖度有些不太客观，如有的人骨架很大，而有的人骨架则很细小。

森理世在比赛中因为自己的"健康美"而得到了评委们很高的评价，但是在我看来她还是过于瘦弱了。不过，在这半个世纪以来，人们对美女的身材评价标准也确实逐渐向"苗条"的方向倾斜。

从整体上来看，日本人摄入热量在不断减少，特别是年轻女性和孩子们，摄入热量的降幅非常大。

日本樱美林大学研究生院的柴田博教授（老年学）在接受《朝日新闻》的采访时（2009年6月29日）指出，"（年轻女性和孩子们）摄取的热量降低至二战以前的水准，这从世界范围上来看和发展中国家是站在一条线上的。"

你了解自己的最佳身体脂肪率吗?

在可以测定身体脂肪含量的体重计普及以后，有很多的人除了关心自己的体重外，还开始关心起了身体脂肪率。

在不满30岁时，男性14%~20%、女性17%~24%的身体脂肪率是最佳值。男性的该项指标在25%以上、女性在30%以上就被认为是肥胖。30岁以上的人群的身体脂肪率最佳区间，男性为17%~23%、女性为20%~27%。男性在25%以上、女性在30%以上就被认为是肥胖。

从这个数值上我们可以看出，身体脂肪率并不是越低越好。

最近，听说某位年近40的男性艺人为自己仍然能够保持8%的身体脂肪率而感到骄傲，我不由自主地对此产生了疑问。脂肪有着对身体健康积极的一面，这一点在第3章中还会详细讲到，因此，让身体保持一定量的脂肪是很重要的。

请大家注意，比起男性的最佳身体脂肪率，女性的这项数值要高一些。

之所以女性身体对脂肪需求更多，是因为女性的雌性激素是由卵巢所分泌，当分泌量不够时，就需要脂肪组织来协助分泌。这也是女性总是要比男性看起来丰满一点的原因之一。

在更年期过后，女性卵巢分泌的雌性激素量会大大减少，这时就需要脂肪组织辅助分泌。充足的雌性激素可以帮助女性抵御高血压以及骨质疏松症的侵袭。在度过绝经期后，女性就会不可避免地发福，这也是一种自然规律。

但是，最近中老年妇女减肥的方法如雨后春笋般地冒出了很多。这还是因为大家都非常在意自己的身材。

俗话说，年轻时养成的习惯到老了也不会忘记。现在的女性确实不管到了什么岁数，都不会忘记减肥。受此影响，患上骨质疏松症的女性数量也在大幅增加。

"女人嘛，稍微胖点儿也挺好的"，这是大部分男性的心里话。对于那些并不算肥胖的健康女性们而言，减肥绝对是有弊无利。

"瘦" 和 "胖" 哪种身材更危险

瘦人更易生病，寿命更短

2009年4月，厚生劳动省发表了一组让人震惊的数据。在对40~60岁的1 2421名男性，2 1639名女性为期15年的跟踪调查结果显示，无论男女胖瘦，死亡率基本上没有什么差别。

事实上，我在很早以前就开始大力宣传，对于日本人，特别是日本女性而言，"瘦"是一个很危险的愿望。

日本人的肥胖和欧美人比起来就是小巫见大巫了，大多数人的肥胖都不会对健康产生大的影响。可是，如果总是感觉自己太胖，于是无论什么时候都想着瘦身，反而制造出了一些影响健康的因素。

在国外，特别是美国和俄罗斯，像相扑运动员小锦、原大相扑选手兼歌手褚太郎这种体格的人并不少见。（褚太郎最近成功减去了一半体重，但是体重仍然超过150kg）。

这种级别的肥胖会使心脏产生负担，也会使下肢和腰腹承受过重的负荷从而引起健康上的问题。

当BMI指数超过30时，死亡率会上升至正常值的1.5倍，因为心血管疾病而导致的死亡率会上升2~4倍。

为了不引起误解，我直接从结论说起。正如我反复强调的那样，在日本那么胖的人还属极少数。很多日本人为了一点轻微的肥胖而感到害怕，从而开始减肥，其结果是身材瘦下来了，但对身体也造成了伤害。过度的瘦弱与肥胖一样，对身体会产生负面的影响。

"微胖者" 比 "瘦弱者" 多活7年

日本国立癌症研究中心预防研究部长津金昌一郎日前发表了一份有关胖瘦与寿命关系的报告。

津金氏根据厚生劳动省的一项企划，对岩手、秋田、长野等10个都道府县的约9万名男女进行了13年的追踪调查，以寻找一些生活因素和疾病之间的关系。

像这样先进行大规模的集团性调查，然后经过一段很长时期，对某些原因与调查对象之间的关系做跟踪调查的方法，被称作 "科霍特调查"。

津金氏的研究计划作为 "厚生劳动省科霍特调查" 的一部

分，具体实施办法是将被调查人群以20岁为基点分成：

①减少5kg以上；

②增加5kg以上；

③没有变化（体重增减在5kg以内）。

然后对各组中体重增减与死亡的关系进行研究。

其结果是：男性方面，体重减少的人与体重没有变化的人相比，总死亡率要高出1.4%，与其相对应的是，体重增加的人死亡率较低。在女性对象中，体重减少的和没什么变化的人相比，总死亡率要高出1.3倍，与其相对应的是，体重增加的人死亡率较低。

特别值得注意的是，无论男女，在五六十岁体重减少的组中，患癌症以及心血管疾病死亡的人数大量增加。

一般情况下，当年龄增长时体重增长也是很正常的。因为激素分泌发生变化，随着年龄的增长，身体代谢功能会逐渐衰退，这时如果还和年轻时摄入一样的营养，由于无法完全代谢，就会转化为脂肪，从而发胖。

"瘦"只是掩盖了一些健康的隐患。心血管器官是血液循环的系统，其核心毫无疑问是心脏。认为肥胖是心脏疾病最大病因的人应该不在少数吧。可是，如果这么想就错了。

在以宫城县40岁以上的5万名居民进行的持续12年的健康状

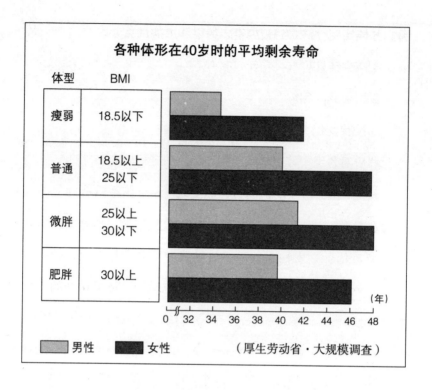

各种体形在40岁时的平均剩余寿命

体型	BMI
瘦弱	18.5以下
普通	18.5以上 25以下
微胖	25以上 30以下
肥胖	30以上

（年）

0 32 34 36 38 40 42 44 46 48

■ 男性　■ 女性　　　　（厚生劳动省·大规模调查）

况调查中，对BMI的增加与40岁时的平均剩余寿命之间的关系进行了分析。

其结果显示，"普通体重"（BMI为18.5~25）的男性的剩余寿命为39.94年，女性为47.97年；微胖（BMI为25~30）的男性是41.64年、女性是48.05年，很明显，微胖人群的寿命要高一些。

在"肥胖"（BMI超过30以上）的人群中，男性的剩余寿命为39.41年，女性是46.02年，又有所缩短。

但是，"瘦弱"（BMI在18.5以下）的男性平均剩余寿命仅为34.54年，女性仅为41.79年。如果从患病的人中统计瘦弱人数的话，这一结果也不会有什么改变。

瘦人容易得心脏病

有很多人都认为"胖人心脏负担大，容易得心脏病"，其实，相比较而言，瘦人患心脏病的风险反而更高一些。

日本大阪大学研究生院的矶博康等几名教授，花费了13年时间对10万余名成年人进行了体重变化和心血管疾病关系的调查。男性的BMI值在30以下无论怎么变化，罹患缺血性心脏病的几率都不会受到影响。

相反，BMI不足19的瘦人，在突患缺血性心脏病后一个小时内急性死亡的几率却很大。

缺血性心脏病主要是指心绞痛、心肌梗死等急性心脏病。现在人们多认为肥胖容易引起这些急性心脏病的发作，事实却与此相反，瘦人更容易遭遇患病的危险。

瘦人患癌症的概率也很高

在厚生劳动省进行的科霍特调查中，还对癌症与体形之间的关系做了分析。

其结果是，相比较肥胖的人而言，瘦人得癌症的几率更高。

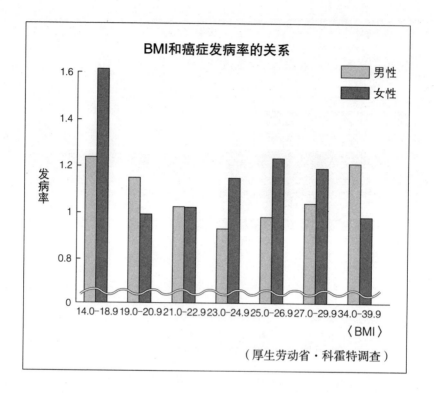

（厚生劳动省·科霍特调查）

　　男性人群中，BMI在19以下的瘦人患癌症的概率，是BMI在23~24.9之间的人的1.3倍。

　　至于男性特有的前列腺癌，其发病率和肥胖度之间则没有什么联系。

　　女性无论胖瘦，在癌症发病率上都没有太大的差别。但是，如上图所示，瘦人的癌症发病率相比其他人群而言要高，这一事实是我们所无法忽视的。

　　这一结果彻底地颠覆了现有的医学尝试。在现代人的意识当中，"胖人容易患癌症"已经是众所周知的事实。

肥胖人群身体所分泌的成长激素（生长激素以及类胰岛素生长因子等）会有所增加，这些激素导致了癌细胞的增殖。这一事实使人们形成了"肥胖的人癌细胞很容易增殖"这一观念。

前列腺癌是最能够支持这一理论的。前列腺癌是男性激素刺激癌细胞的增殖，相反女性的性激素会抑制其生长。因为男性激素能够促进肌肉生长，所以会间接导致体重增加，BMI值也会相应地增大。这样一来，也就形成了"BMI值高的人容易患前列腺癌"这一观念。

再进一步地对这一理论做出推断，就会得出"肥胖是百病之源"这一结论。

这样，围绕肥胖就产生了如此多的误解，希望大家能够对其有所了解。

*最*健康的体形就是"微胖"

"微胖者长寿"已经在美国被证实

BMI值低的人，也就是说瘦人患病几率更高这一事实，在一些国家其实已经被报道过了。

在美国进行过一项"国民健康和营养调查"，其结果显示，BMI在25~29.9之间的"微胖"人群的寿命是最长的。BMI在30以上的肥胖人群的死亡率和瘦人几乎相同。

通过对日本、美国、意大利、芬兰等7个国家的死亡率进行持续40年以上的调查结果显示，BMI在18.5以下的瘦人比标准或者"微胖"的人死亡率要高出两倍。

在日本厚生劳动省进行的科霍特调查中显示，最长寿的就是"微胖"的人群，这一点前面已经提到过。在这项调查的表示BMI与死亡率关系的图表中，男女死亡率都呈U形变化。而且，死亡率最高的人群，不管男女，都是BMI在19以下的瘦人们。

　　无论从哪个角度来调查、分析，男性和女性的BMI在24~26之间的微胖体形都不容易生病，是最健康的体重。不过，患有糖尿病等疾病的人则另当别论。

　　另外，判断肥胖的标准，随着时代的不同，也在发生着变化。1999年日本肥胖学会下调了肥胖标准后，现在BMI在25以上就被认为是肥胖。在此之前，肥胖的标准是BMI 26.4。

　　其实按照以前的标准来判断也完全没有问题，只是，为什么日本肥胖学会要下调这一标准呢？

　　其表面上的理由，是"消除肥胖，降低患生活习惯病的概率"，但是大量调查结果显示，日本肥胖学会的这一做法是完全没有意义的。

　　可是，调低肥胖标准这一做法，却引起了"肥胖危害身体健康"这一全民性恐慌情绪，让人们产生了"如果不瘦的话就会很容易生病"这种错误的观念。直到现在，"微胖"的人就觉得自己是大胖子，从而拼命减肥这样的事例屡见不鲜。

　　美国的一些报道指出，由于反复减肥导致体重减轻的同时，罹患心脑血管疾病死亡的概率也在直线上升。不顾身体状况减肥以及其后体重的反弹，会毁掉你的健康，让你的寿命缩短。

　　现在日本人不顾一切减肥的行为，正是走在这样一条危险的路上。

极端的减肥行为破坏身心健康

现在在世界范围内都崇尚"以瘦为美"的理念，因此，患上"厌食症"、"暴食症"等饮食障碍性疾病的人数急剧增加。在日本，1993年时每10万人中有4.9人，1998年时每10万人中有18.5人患上这类疾病。而现在，这一数字上升到了2000人，其上升的幅度之大让人震惊。饮食障碍性疾病的病因不一定就是减肥，其根本的问题是人际关系。但是，这类疾病的诱因很大程度上是听到朋友或旁人说自己"有点儿胖"。

财团法人日本学校保健会在2006年的调查中显示，现在想要变得更瘦一点儿的初中女生占总人数的76%，有这样想法的高中女生则占总人数的89%，得到这样的结果让人感到很不解。

正因为如此，希望变瘦一些，或者为了把自己打扮得更加漂亮，以及那些过多使用手机使得消费增加不得不节省饭钱的孩子们的数量也在增加。

另外，没有足够的伙食费，缺乏饮食、营养方面的常识，一吃饭就吃得过饱，食用过多垃圾食品，认为光吃蔬菜沙拉就能保证蔬菜摄入的年轻人也不在少数。成长的过程本来是通过摄入食物来实现的，但是在这一关键时期，饮食方面的不健康也间接导致了他们的身心的不健康。

现在，日本有超过60%的女性处于潜在铁缺乏状态，其原因有很大一部分要归结于过度的减肥，引起营养不良。缺铁很容易导致缺铁性贫血等症状的发生。年轻女性常患的头疼、月经不调、寒症等，都是身体组织缺铁的表现。

用化妆品公司的人的话来说，年轻女性都很在意自己的皮肤衰老问题。如果体内提供的营养不足，无论使用多么昂贵的化妆品保养皮肤，都不可能永远保持美丽。

最让人担心的还有患不孕症女性数量的不断增加。在年轻女性中，月经不调和无月经的人数也在增加。这就是因为由减肥所导致的营养不足，导致了卵细胞的生长不完全。

如果在生长发育的时期没有摄入充分的营养，到了想要孩子的时候，即使拼命去补身子也往往来不及了。卵巢是不能在一个很短的时期内迅速而简单地成熟起来的。

2009年7月，日本国立循环器官中心（大阪吹田市）的研究小组发表了"出生时体重过低的人容易得生活习惯病"这一研究结果。男性的总胆固醇值很容易就会超标，女性则更容易患上高血压。在胎儿期的低营养状态会导致婴儿一出生即是低营养吸收率体质。

在近几十年以来，身材瘦弱的孕妇数量在大量增加。其结果就是低体重婴儿的出生率也在增加。而且，现在还有很多女性由于担心自己变胖，或者是担心胎儿过大导致生产困难而在怀孕期间控制体重。

其结果就是生下来的孩子在将来会很容易患上生活习惯病。这是一个很值得我们去关注的问题。

现在在男性中间瘦身的风潮也在蔓延，乐于享受瘦身成功那种成就感的人也在增加。虽然不是完全的原因，但是在减肥风潮劲吹的同时，由ED（勃起功能性障碍）导致的无性夫妻的数量也在增加，这是很自然的现象。

如同"药食同源"这个词所说的一样，饮食是健康的根本。重视饮食就是重视自己的健康。

在年轻时常常会感到肚子饿得受不了，这是身体在发出需要生长、成熟所必需的营养和能量的信号。也不是说感到饿了就吃一份超大的盒饭，但是如果有饥饿感就一定要去进食。这是一种自然现象。在年轻时强行压制自己食欲的话，会对身体产生很严重的危害。

特别是处在青春发育期的初、高中生，他们的身体所需要的，就是大量地摄取营养。

减肥要慎重！

2009年3月22日，参加东京国际马拉松赛的搞笑艺人松村邦洋出发不久，就倒在了离起点10千米处，昏迷不醒，一时间在社会上引起了人们的很大关注。

松村毫无疑问应该属于肥胖型，他的体重最甚时还到过141kg。对比只有164cm的身高，他的BMI指数在50以上，属于重度肥胖。在接受医生建议开始减肥后，体重减到了100kg左右，即使如此，他的BMI指数仍然高达37。他就是拖着这么一个肥胖的身躯参加马拉松赛的。

不过，他曾经参加过两次澳大利亚黄金海岸马拉松赛，可以说是具有马拉松的参赛经历。

由心肌梗死引起的心室颤动是松村在比赛途中倒下的原因，而且他的心肺都处在停止工作的状态。跟随比赛队伍的救护人员立即对其实行了AED（电击心脏复苏术），使他的意识得到了恢复。然后立刻用救护车送到医院，经历了两个星期的住院生活后才康复，并重新开始工作。

松村的这种情况说明，为了改善肥胖的体形应该增加运动，可是如果突然间剧烈运动的话对身体就很危险，从而为世人敲响了警钟。

演员渡濑恒彦在50多岁的时候也曾经挑战过1周减肥5kg的纪录，结果因为脑梗死而病倒，经历了很长时间的住院治疗以后才康复。

我没有亲自对上面两个人做过检查，只能通过当时的情景来推测他们身上所发生的事情。不过很容易想见，像松村和渡濑这样经过一段艰苦的减肥过程后，是很容易发生脑梗死和心肌梗死的。

以上就是过于执着于减肥可能会危及生命的案例。以下是在日本关西发生的一件事。为了准备第二年导入的代谢健康综合诊断，市长开始宣传预防生活习惯病的常识，于是从市政府的职员中选取了7个体形肥胖的人，让他们一起挑战减肥。但是让人感到不幸的是，这7个人中有一人在慢跑途中倒下，再也没能站起来。他的死因还是心肌梗死。

导入代谢综合门诊的宗旨，是对那些有可能患生活习惯病的人通过增加运动、改善饮食和生活习惯来预防疾病的发生。当然，这对于那些生活习惯病不是很严重的人来说，是非常正确的一种治疗方法。

对生活习惯病的建议主要是由保健师来提出，但并不是每个保健师都掌握了完整的医学知识，需要开设专业的保健指导讲座来进行培训和教授。

听命于本能，尊重自然而健康的食欲

最近在看到一些宠物时，总是为它们感到可怜。受到主人们的溺爱，被喂得胖乎乎的，然后猛然警醒又开始被强制节食，和生活中的人类没有什么区别。

在野生动物中一般不存在肥胖的个体。动物都是靠着觅食的本能在生活，肚子饿了就吃个大饱。在吃饱后如果面前突然出现了喜爱的食物时，它们就会悄悄地把食物藏起来，以备饥饿时所需。

人类本来也是有这种本能的。身体对食物以及必要的能量都有着一定的需求。空腹了就要进食，吃饱了就把剩下的食物保存起来，这种自然的生活方式可以保持身体的健康。

可是，在严峻的自然环境中生存，人们经常会对饥饿感到恐惧，这样一来，在食物充足的时候就会拼命去吃。而随着人类文明的发展，"食"成为了富裕的象征，使得一些人养成了在吃饱后还胡吃海塞的恶习。这样的人就失去了控制食欲的能力。

能够品尝到美味的食物是世间最高境界的幸福，不过这也是造成暴饮暴食的一个原因。经常能听到有人说"吃甜食可以用另一个胃来消化"，但是胃只有一个，所谓的吃甜食不占肚子，只是人在控制不住自己对甜食欲望时的说辞而已。

当然，在不过度的情况下，还是可以通过食用美味的食物来获得幸福感的。

我认为，食用想要食用的食物是最基本的一条生存准则。同时，也要怀着对获得食物的感激之情去食用它们。

我从年轻时就信禅，现在仍然每天坚持坐禅。在40多岁时，我还曾经有过在日本静冈县三岛的龙泽寺修禅的经历。那时的饮食体验我至今仍然记忆深刻。禅寺提供的是斋饭，里面没有鱼和肉。主食就是粥，菜品是由蔬菜、豆制品、芝麻类食物构成的。一开始的时候我总是觉得吃不饱。

但是，在渐渐习惯这些食物后，我越来越能体味到这些朴素料理的美味了。从怎么吃都吃不饱，变得很享用这些美味了。

我平常很少吃鱼和肉，一般都是吃较多米饭来填饱肚子。另外，我在参禅时悟到的东西让我从不暴饮暴食。

如同"压力发福"这句话所说的，过度的压力会让心脏活动不规律，在吃饱了以后还想继续进食，经常会感到一不吃东西就心里发慌。遇到这种情况，可以通过深呼吸来缓解对食物的欲望。

要尽量保持心情的稳定，去倾听自己身体内发出的声音。如果只是遵照自己身体的需求去进食的话，是不容易变得过度肥胖的。为了能够更好地了解自己身体的需求，一定要先走出"胖对身体不好"这一认识上的误区。

第 2 章

打消对癌症和生活习惯病的误解

与其过度节制，
不如自由自在地生活

WHO（世界卫生组织）对健康有如下定义："健康，指的是人在身体、精神、社会等方面保持一种良好的状态，并不单指人没有疾病或者是身体不虚弱。"

在导入代谢综合健康诊断以来，有一件事情吸引了人们过分的关注，这就是"腰围"。

虽然对自己健康的关注很重要，可是过分的关心，就会给自己加上很多束缚，肯定会对良好的精神状态产生影响。

如果能够理解到代谢综合健康诊断的精髓，就不应该把目光聚焦在一个个数字上，而是应综合考虑，把握自己的身体健康状况，遵循身体自身的要求，自由自在地生活。

没必要那么恐惧癌症

癌症占了日本人死亡原因的30%

现在，在日本人的死亡原因中，有约30%的人是因为癌症、16%是因为心血管疾病、12%是因为脑血管疾病，此外还有肺炎、事故等。

看到这样的数字，肯定有许多人会觉得自己也有很大因为癌症而死的概率，从而怀疑自己是不是已经得了癌症。但是，这30%说到底只是一个有关死亡原因的数字，并不是说癌症的患病率就有多么高，更不能就此判断癌症的死亡率很高。

如果单从死亡率这一角度来看的话，人百分之百都会死亡，所不同的只是时间问题。所以，应该不会有每天都活在担心自己死亡的恐惧中的人吧。

尽管如此，仍然有很多人对癌症怀着极度的恐惧，身体上一出现异常就怀疑自己得了癌症。胃疼就怀疑是胃癌，稍微咳嗽了几下就怀疑自己得了肺癌……

当然，关注自己的健康也不是什么坏事，但是不管什么事情一旦越过了"度"就会产生不好的影响。甚至有的时候还会带来一些不可逆的不良后果，这点大家一定要注意。

日本厚生劳动省的报道显示，2008年因癌症死亡的人数达到了34.3万人。占日本总人口的0.2%。数据庞大得让人吃惊，不过我认为，其余99.8%的国民现在完全没有必要对癌症感到恐惧。当然，这其中不包括正在与癌症病魔斗争的人，他们正在直面死亡，与命运进行着抗争。

现在所面临的问题是在进入老年期以后所患的癌症。像这样因为年龄增长而患上的癌症属于"老年癌症"，因此而死亡，接近于因机体衰老而导致的自然死。

最近，随着医疗的发达，因其他疾病所造成的死亡人数在逐年减少，长寿的人越来越多，其结果就是患老年癌症死亡的人数也在增多。占死亡原因30%的癌症中的很大一部分，就是这种老年癌症。

虽然癌症占了死亡原因的30%，但是在年轻的时候就得这种病的人数非常少，大部分的人身体都是健康的。在之后的10年、20年基本上也可以与癌症无缘，这就是现实。

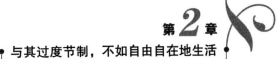

癌症不一定是不治之症

最近，有一些名人因为患癌症而死，这让很多人产生了"一旦患上癌症就无法摆脱死神的侵袭"、"癌症就是不治之症"的想法。不过，近年来，癌症已经成为了不会马上致死，并且有可能在患病后长期存活的一种疾病。

虽然有很多人在担心患癌症的人不断增多，但这只是一种误解。确实，被诊断为癌症的人数在增加，可是，这与其说是癌症发病率的增高，不如说是癌症诊疗技术的飞速进步所导致的。因为在过去，还没有现在这样在早期没有任何征兆的情况下就可以发现癌症的技术。

另外，治愈癌症的案例也在增加，有很多人在患上癌症以后存活了很长时间，因为癌症诊断技术的进步使得在早期就发现癌症变成了现实，手术技法、抗癌剂等癌症治疗技术也发生了日新月异的飞速进步。所以，有70%~80%的胃癌病人在接受手术后病情好转，肿瘤直径在2cm以下的乳腺癌患者存活10年以上的概率超过了90%。

早期发现是治疗癌症的关键，但是最近却出现了很多神经过敏地接受癌症检查的人。还有很多的人认为最近患病人数上升的直肠癌是由于过多食用乳制品和肉类引起的，从而不食用乳制品和肉类。

但是，这些过分的担忧给身体带来了压力，这也是癌症的一个重要诱因。略带讽刺意味的是，那些对癌症过于敏感的人，因为过分的担心反而更加容易患病。

对癌症的恐惧所产生的压力也是癌症的诱因

在对癌症感到恐惧之前，有必要先了解一下癌症是怎样的一种疾病。

我们的身体是由60兆个以上的细胞构成的。细胞在一刻不停地进行着新陈代谢，每天都会产生大量的新细胞。在这过程中，因为基因突变等原因，会催生出一些癌变细胞。有一种说法是，每天体内会产生超过100万个癌细胞。

不过，我们的身体由一种远远超乎我们想象的巧妙机制来协调，通过免疫器官等防卫组织，能够消灭掉这些癌细胞。

其中也有正常的细胞会发生癌变。癌变的原因，主要是一些长时间的刺激，这些刺激来自于紫外线、酒精、烟草、活性氧、病毒等。癌变的细胞大部分都可以被防卫组织消灭。

但是，随着年龄的增长，体力衰退，免疫能力下降，防卫组织消灭癌细胞的能力也会不如以往。那些残留下来的癌细胞生长就此没有了障碍，就会以很快的速度迅速增殖。

众所周知，癌细胞是以几何级的速度迅速增殖，在某一部位加速聚集，形成一个肿块。一个直径1cm的肿块内大概包含着10亿个左右的癌细胞。

当身体状况出现明显恶化时，说明癌细胞已经转移到了其他的组织中，这就是最让人感到恐惧的癌细胞转移。不过，转移的癌细胞也并不都会在新的部位继续增殖，在转移后又开始增殖的概率大概只有0.01%。

这时，逐渐变大的肿瘤就开始侵蚀内脏和组织，在这种侵袭到了一定程度的时候，就会危及生命。

为了防治癌症，我们就需要抑制癌细胞的产生，或者在癌细胞产生后，建立起能够消灭它们的免疫机制。

免疫机制的作用与人心理压力的大小有着很密切的关联。心理压力会使身体处于一种紧张的状态，体内的淋巴数量也会减少。

淋巴细胞是身体免疫机制的重要组成部分。身体的免疫机制在30岁以后就会开始衰老，再加上压力增大导致淋巴细胞的减少，抵抗癌细胞的能力更加衰弱，存留下来的癌细胞数量进一步增加，这时就有很大的几率会发展为癌症了。

出于对癌症的恐惧，反而会让身体更容易患上癌症，希望大家能够对此有所了解。

对自己束缚过多，恐惧癌症，导致压力增大，这样身体就会陷入一种恶性循环之中。与此相反，豁达地、自由自在地生活，则更能够保证身心的健康。

正确对待癌症检测

癌症的早期发现、早期治疗是非常关键的，这一常识现在已经得到了普及，最近，有越来越多的人去定期接受癌症的检查。但是，接受癌症检查不代表一定就能够发现癌症，这一点非常让人困扰。

实际上，在医生中有一种说法是，不管接不接受癌症检查，其死亡率都没有什么变化。当然，这也根据癌症种类的不同以及癌症发生地点的不同有所区别。

美国等国家的国民并没有像日本人这样频繁地去接受检查，是因为他们认为，检查并不能代替治疗。

梅约诊所是美国最权威的一家医疗机构，这家诊所做了这样一项研究：将研究对象分为每4个月接受一次肺癌检查的人，与出现咳嗽和血痰症状后才接受检查的人两组，在11年间对这两个组的人进行了追踪调查。结果，第一组中的115人和第二组中的122人最后都因患肺癌而死亡。

也就是说，在接受检查的人群和不接受检查的人之间，患病几率并没有很大的差别。这家研究所同时指出，这一定律还适用

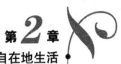

于其他癌症上。

近年来，直肠癌患者在日本又有增加的倾向，一般可以通过查看肠管内有无出血来诊断。如果有明显出血的时候，可以使用内视镜来寻找肿瘤，一旦找到则可直接摘除。通过这一手段摆脱死亡威胁的人有很多。

但是，如果是肉眼见不到的细微出血，就需要检查有无潜血反应，这是一种被广泛应用的作为癌症早期检查的方法。

在美国明尼苏达州，46 000人被分为3组，第一组人每年接受两次潜血反应检查，第二组每年接受一次潜血反应检查，第三组在出现症状之前都不进行检查。在12年后对这3组人进行比较可以发现，患上直肠癌的人，第一组中有323人，第二组也是323人，第三组则为356人。

在死亡人数方面，第一组是82人，第二组是117人，第三组则是121人，很明显，接受潜血反应检查可以降低死亡率。但是，整体的死亡率，也就是在这12年间以各种原因死去的，第一组是3 396人，第二组是3 361人，第三组是3 340人。

接受潜血反应检查的人可以切实地降低因直肠癌而导致的死亡率。但是，从整体的死亡人数来看，该项检查并没有让人长寿的明显效果。

尽管如此，认为这项检查可以降低直肠癌死亡率而想要进行检查的人仍然有很多。先不论检查费用由谁来负担,这确实需要很大的一笔钱。当然在生命面前不应该计算花费,但是这些花费如果全部由个人或者健康保险来负担的话,其累计金额就不可小视了。而且也必须要正视支出所能收到的效果。

"癌症的早期检查是关键"这一观点是否正确,我认为每个人应该根据自己价值观的不同,来做出自己的判断。

有没有必要执着于PET检查

我有一个朋友非常注意自己的身体健康状况,每年都要进行一次全面的身体检查,接受PET(正电子发射型计算机断层显像)的照射。在接受这项检查时需要注射放射性核素,在癌细胞集中的区域通过放射线来检查出癌症。它适用于检查全身性的癌症,而且,还可以发现很小的肿块。这种方法被认为最适合于发现早期癌症。

除了身边的朋友,因为迷信于PET检查功效而定期接受PET检查的人也有很多。但是,在国立癌症中心的预防检验中心,从2004年2月开始的一年时间里有约3 000人接受了检查,其中诊断出患癌症的有150人。其中,通过PET发现的案例有23人,只占总人数的15%。其余的85%,都是通过超声波、CT(电子计算机X射线断层扫描)、血液检查等方法发现的。

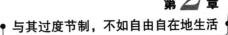

问题在于，PET检查的价格非常昂贵。甚至有的日本人为了接受便宜些的PET检查而组团出国。其实我认为完全没有必要执着于只能发现15%癌症的PET检查。

而且在欧美，PET被认为是一个检验已经转移的癌症的手段，而不是作为早期发现的检测方法。

此外，包括PET在内的癌症检测方法发现癌症的概率，胃癌是0.14%，子宫癌是0.07%，肺癌是0.05%，乳腺癌是0.09%，大肠癌是0.15%。

由此我认为，最好在担心自己患了癌症，一天到晚担惊受怕得受不了时再去接受检查。这样可以让自己安心。在得到自己没有癌症的结果时，就可以消除内心的疑虑，压力也可以得到缓解。但是，如果是抱着两难的态度去考虑这个问题的话，我认为您还是不要去接受检查了。

另外，因为癌症也会受到体质及遗传因素的影响，所以体质较弱以及家族中有癌症病史的人，我建议可以每年去接受一次检查。

不要过于迷信"腰围"为主的代谢病检查

腰围即使偏大也不一定就是代谢病

从2008年4月开始，日本以40~74岁的人为对象进行的健康诊断发生了方向性的重大变化，"代谢病检查"成了其中的一个重点。

提起代谢类疾病，有很多人就会联想到大腹便便的人。确实，在健康诊断时都会测量腰围，超过基准值就会被认为"患生活习惯病的风险很高"，这一点已经成为众所周知的常识了。但是，腰围并不是判断代谢类疾病的唯一标准。

代谢类疾病指的是内脏脂肪症候群。所谓的内脏脂肪，并不是指包裹着肝脏等内脏的脂肪，而是在肠间膜等组织间积蓄起来的脂肪。由这些脂肪的堆积引起血压、血糖以及脂质等两项以上指标出现异常的话，就容易引发心肌梗死、脑卒中、糖尿病等生

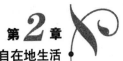

活习惯病。

在此之前，进行健康诊断时，一般都会检测血压、血糖浓度以及腰围。因此，"代谢类疾病=腰围超标"这一认识便被扩散开来，在发表日本版代谢综合健康诊断的基准之后的2006年，"生活习惯病"甚至被选作了该年度的流行语，可谓是风行一时。

在"生活习惯病"成为流行语的这一阶段，我已经对代谢类疾病的发展产生了一些不好的预感。这都是拜流行所赐，日本国民就是具有"忽冷忽热"这种国民性。

在代谢综合健康诊断被导入一年后的2009年发表的《食育白皮书》里，对代谢类疾病有着全面了解的人占了89.3%，比起两年前的77.3%有了大幅度的增加。在这中间，为了预防或者改善代谢类疾病而进行运动以及改良食谱的人，占了总人数的29.4%。

生活习惯病正在逐渐成为切实威胁到现代人健康的疾病，因此，对付它的手段将在今后的很长时期内成为热点话题。正如其名称所示，对其预防的根本就是改善自己的生活习惯。但是，有效预防生活习惯病的对策不能马上解决问题，所以要求每个人都要有着去直面自身存在的问题的意识，这样才能够更好地远离这种疾病。

为什么会存在"腰围中心主义"呢？

代谢综合健康诊断的指标有如下几项：

腰围=男性85cm以上，女性90cm以上

血压=最高血压130mmHg以上或者最低血压85mmHg以上

血糖=空腹时血糖值6mmol/L以上

血脂=中性脂肪（甘油三酯）1.69mmol/L以上或者HDL（高密度脂蛋白）不足1.04mmol/L

这些健康诊断的基准本身是没有任何错误的，但是，其中却存在这样一个问题。

这就是在日本腰围被当成代谢病检查最重要的一个判断标准，检查时最关注的就是腰围。当一个人的腰围超过了基准值，而且在血压、血糖、脂质这三项危险因素中有两项出现异常的话，就可以被诊断为是"代谢类疾病"。

实际上，即使腰围稍微有一点点超标，如果血压、血糖、血脂没有出现异常的话，可能就表示没有患代谢类疾病。

因此，完全没有必要在自己的腰围微胖时就感到害怕，反而是那些看到自己的腰围在正常范围之内而掉以轻心的人更加危险。

如果腰围和血压、血糖、脂质这三项指标都超过了基准值的

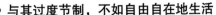

话，患动脉硬化的几率就会增长到一般人的30倍以上。

在日本，4项需要检查的项目中，为什么腰围会成为最受关注的那一个呢？甚至还出现了只要一个人的腰围在正常范围之内，即使其他的指标出现异常，也被认为身体状况正常而不用做任何预防和改善的情况，实在是让人感到非常不可思议！

实际上，把腰围当作是代谢病检查最重要的一项指标的国家只有日本。在美国，4项检查结果中有3项超标才会被诊断为代谢类疾病。

在WHO的诊断基准中，血糖值是最关键的一项。在血糖值到达危险范围内时，如果腰围/臀围、中性脂肪/胆固醇含量、血压、尿液中蛋白含量等危险因素中的两项再超标的话，就可以被诊断为"代谢类疾病"。

对代谢综合健康检查中腰围基准的疑问

在日本所奉行的与世界标准相悖的"腰围第一主义"中，存在着数值设定的问题。

一般情况下，女性的体形都要比男性小巧。但是，在日本代谢类疾病的诊断标准上，女性腰围的数值反而更高一些，这是每个人心里都存在着的一个疑问。

对比其他国家的腰围标准，美国：男性102cm、女性88cm以上；欧洲：男性94cm、女性80cm以上；东亚：男性90cm、女性80cm以上。

日本的腰围标准，是由日本肥胖学会、动脉硬化学会、糖尿病学会等内科系的8个团体联合制定出来的。

如果将标准数值定得较高的话，那么那些有发病危险的人就有可能被忽视。反过来，如果这一数值设定得过低的话，那些本身没什么患病危险的人却被诊断为代谢类疾病，从而给这些人带来了不必要的担心。

着眼于现状，至少是在女性身上，日本的腰围标准存在着很大的问题。而且，在日本的健康诊断中，把这一指标当成了决定性的因素，导致很多患病高危人群被忽视。

实际上，在2009年春，世界糖尿病研究者召开了国际糖尿病联合会（IDF），在会上讨论了包括日本以及中国等亚洲地区的腰围标准，并最终就"男性90cm、女性80cm这一标准达成了共识。在该结论的后面还加上了"具体数值还要根据各国自身情况来做调整"这一备注。

但是这一结论却被日本肥胖学会当成了耳旁风，只做出了"关于对标准值进行修改的必要性，也需要视健康诊断的结果而定"的回应。

日本肥胖学会对此给出的理由是："日本的标准是根据1980

年代用CT测量内脏脂肪量的结果所定。结果显示，当其断面大于100cm^{2}时就很容易患上生活习惯病。"

对应于这一断面面积的腰围，男性为85cm以上，女性为90cm以上。造成男女间这一差异是因为皮下脂肪的厚度有所不同。

但是，在2009年1月日本厚生劳动省所发表的代谢类疾病诊断标准研究班的研究结果显示，男性84cm、女性80cm这一标准更加准确一些，这也使得在这一领域产生了一种新的说法。

同时，日本厚生劳动省的研究班为调查测定值与实际患病率的关系，对全国3万余人进行了追踪调查。

黑色幽默——八成以上的人身体都有异常？

日本现在患高血压以及高血压高危人群约有3 900万人。糖尿病及其预备军（临界型糖尿病，和真的糖尿病不同，其特征是空腹时血糖值正常，但在饭后一两个小时血糖值升高非常明显）的人数达到了2 000万人。把患这两种疾病的人数加在一起，算上孩子和婴儿，日本每两个人中就有一个患有生活习惯病或者是生活习惯病的预备军。

大家都知道，不可能出现这么极端的状况。

而且，"血压=最高血压130mmHg以上或者最低血压85mmHg以上"这一标准也非常严格。在WHO的标准中，最高血压

160mmHg以上或者最低血压95mmHg以上才被诊断为高血压。最高血压不足140mmHg，最低血压不足90mmHg则属于正常血压，血压在此之间则被认为是"临界性高血压"。

不过，在日本的医疗前线，最高血压140mmHg以上，最低血压90mmHg以上就被认为是血压高，从而开出降压药等处方。而在代谢综合健康诊断中对血压异常值标准的设定就更低了。

其结果是，日本综合健诊医学会对全国70万人的健康诊断显示，从异常率上通过模拟程序来计算，40~74岁的日本男性中有94%，女性有83%的人在某一项检查结果上出现了异常。

此外，有59%的男性及49%的女性除了接受日常生活方式指导外，还经常按照医嘱去医院接受治疗。换算到具体人数上，大概有3 000万人。如果这3 000万人都去医院的话，全日本的医院都会被挤爆。

近年来，各地的医院都变得很拥挤，对于一般人而言，定期去医院已经成为了生活的一部分。在医院徒劳的等待让身体疲劳、心情浮躁，甚至没有良好的健康状态都不敢去医院。在身体不好的时候反而去不了医院，这已经成为了一个黑色幽默。

我一直在医学部医院工作，可以说是奋斗在医疗的第一线。我倒并不认为现在人们的这种"看病热"是一种无意义的行为，但是我坚信，预防才是对付疾病最重要的一环。

但是，对于那些完全没有预防意识的人而言，当听到医生说自己血压高时肯定会觉得难以接受。他们往往会就此产生忧虑，从而无法轻松地生活。

生活习惯病和将军肚的关系并非那么密切

2009年3月1日的《读卖新闻》发表了《生活习惯病和将军肚之间没有很大联系》，引起了很多人的关注。

以下就是这篇报道的大意：

以国立长寿医疗中心研究所部长下方浩史为班长的日本厚生省研究班，随机抽取了40~82岁的男女共3 253人进行了内脏脂肪断面面积的CT测量调查，并对内脏脂肪面积在100cm^{2}以上肥胖的人和100cm^{2}以下的人，从2000年开始的6年间动脉硬化的发展状况进行了统计。

动脉硬化被认为是引起心肌梗死和脑卒中的原因。动脉硬化的发展状况可以作为判断心脏冠状动脉和脑血管梗死的一个指标进行比较。

其结果显示，肥胖的人和其他人相比，患动脉硬化的比例，发生在心脏冠状动脉处的女性要高约1.2倍，但是，在男性方面基本看不出差异。在脑内毛细血管发生动脉硬化的比例，肥胖男性是其他人的1.2倍，女性方面没有太大差异。在进行比较的6个项目中，差异最大的有1.5倍，其余大部分的差异都在1.5倍以内。

通过这一调查结果，下方浩史得出了"肥胖和动脉硬化的关联并不是很密切"这一结论。

腰围超过标准值，血压、血糖和血脂中的两项高于标准值而被诊断为"生活习惯病"的患者，和没有患上该病的人死亡率也没有太大差异。

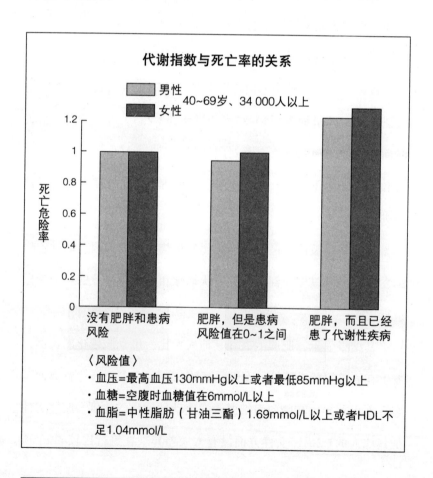

代谢指数与死亡率的关系

男性
女性
40~69岁、34 000人以上

死亡危险率

没有肥胖和患病风险

肥胖，但是患病风险值在0~1之间

肥胖，而且已经患了代谢性疾病

〈风险值〉
· 血压=最高血压130mmHg以上或者最低85mmHg以上
· 血糖=空腹时血糖值在6mmol/L以上
· 血脂=中性脂肪（甘油三酯）1.69mmol/L以上或者HDL不足1.04mmol/L

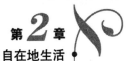

日本厚生省科霍特调查的结果也印证了这一观点，在男性方面，患病者与健康人的死亡率没有太大差别，女性患者的死亡率要比健康者高一些，但也只是略高。

从肥胖和其他检查项目的结果与死亡率的关系（参照图表）来看，不肥胖并且没有患病风险的男性和肥胖+患病风险在0~1之间的男性相比，反而是既不肥胖也没有患病风险的人死亡率更高一些，这就是调查得到的结果。

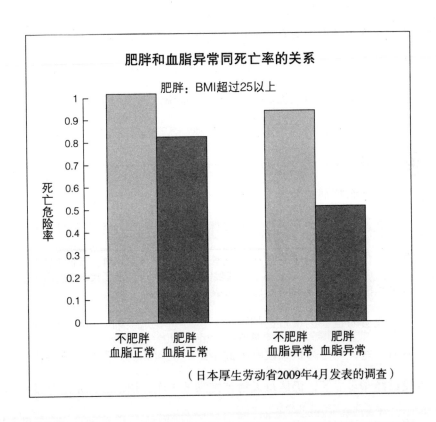

肥胖和血脂异常同死亡率的关系

（日本厚生劳动省2009年4月发表的调查）

在女性方面，不肥胖并且没有患病风险的人和肥胖+患病风险在0~1之间人的死亡率几乎相同。此外，拥有肥胖和患病风险这两项的人，无论男女，死亡率都要比健康人高。

此外，报道中还指出，肥胖但是胆固醇很高的人，无论男女，死亡的危险性都不高。

不要让指标成为又一个压力源

肥胖+患病风险在0~1之间的人死亡率反而较低（男性），难道是说明这两个因素有益身体健康吗？事实当然不是这样的。

这些数字所展示出来的是，即使被诊断出患有生活习惯病，也不代表着健康有很大的隐患。也就是说，即使被医生告知自己患上了生活习惯病，也不要过于悲观。实际上，我自己从体形上来说，腰围也超过了85cm，但是我在饮食方面没有什么禁忌，也没有做什么特别的运动，顶多就是散散步。

代谢指标反映了一个人的身体健康状况，当然不能无视它的存在。但是，如果过于纠结于这些指标就没有意义了。这会给人带来新的压力，本末倒置，反而成了疾病的又一源头。

我有时也会测量自己的腰围，也会想要是腰细一点可能会更好看一些，但是却从来没有因此拒绝过任何美食。而且，现在即使已经70多岁了，仍然每天精神饱满地工作，快乐、满足地享受

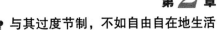

着每一天。

禅曰"身心如一"，即离开了身体，心则不复存在，离开了心的身体也就不完整。为了拥有健康的体魄，最重要的就是保持健康的心态。

从这个角度来说，为体重计和体脂肪计上的数字，以及血压和血糖值感到恐慌，给自己的生活加上很多禁忌，咬着牙勉强去运动，这样的生活反而对身体健康很不利。

*把*烟当成健康的敌人恰当吗?

"谈烟色变"的现实社会

最近,几乎所有的办公楼都开始禁烟。那些想吸烟的人全都被隔离在了狭小的吸烟室中,憋屈地吸烟。

在餐厅、车站、机场等场所原则上也已经全面禁烟。我并没有想对此唱反调,可是完全用仇视的眼光来看待那些吸烟的人,对着那些吸烟的人强调禁烟的必要性实在是有点不近人情。

先要强调一点,我自己并不吸烟,所以,后面写的不要把烟当做敌人这些话并不是要为自己开脱。

实际上,是否吸烟只是个人的自由。不过,每天抽几十根烟的那种烟瘾极大的人就要另当别论了。只要控制在一定的范围之内,吸烟并不会显著提高患肺癌的几率。我希望大家能够对此有所了解。

40多年前,在美国就已经开展禁烟运动了,在日本是从20年前开始认真地对待禁烟这一话题的。

1987年日本厚生省（当时的名称）发表了一篇《烟草白皮书》的文章。以此开始，厚生省发布了"吸烟与肺癌存在着很密切的联系"这一结论，从此，香烟就被当成了健康杀手、肺癌元凶和人类天敌来看待。

香烟包装盒的1/3都被用来警告吸烟的危害，包括诱发肺癌以及对胎儿的影响等。尽管如此，日本人的吸烟率在2008年仍然达到了25.7%，也就是说每4个人中就有一个人吸烟。在性别方面，男性吸烟率为39.5%，女性则为12.9%，日本男性每10个人中就有4个人吸烟。

吸烟对身体健康不利，这已经是不可否认的事实了。但是，男性中每10个人就有4人虽然知道这一事实仍然没有戒烟，那些禁烟运动家们所宣传的东西他们也应该知道，那么没有戒烟的原因就颇耐人寻味了。

吸烟和肺癌的关系并非那么密切

近几年来，日本的吸烟率又开始呈降低的趋势。1965年时男性吸烟率约为80%，是现在的2倍还多。

可是，被认为和吸烟有着密切关系的肺癌，随着吸烟率的降低，发病率却有所增长。1998年，日本因肺癌而死亡的人数超过了胃癌，在所有癌症致死的排行榜中排名第一。根据统计学原理来分析因肺癌致死的人数曲线可以推算出，到2015年，因肺癌致死的人数将会超过12万人。

根据日本癌症学会的禁烟宣言，可以举出两个癌症激增的理由。第一，高龄人口急剧扩大；第二，男性吸烟率仍然居高不下。肺癌发病的风险，吸烟男性约为不吸烟男性的4~5倍，吸烟女性约为不吸烟的2~3倍。而且，现在患肺癌的男性中有70%、女性有15%的致病原因是吸烟。另外，有的女性自己不吸烟，

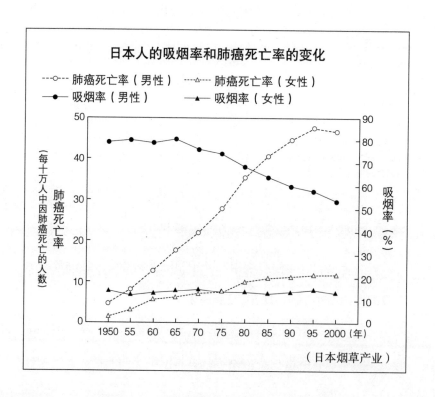

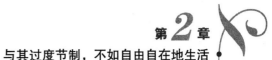

却因为配偶吸烟而被动吸烟，这些人患肺癌的几率是一般人的1.3~1.5倍。

对于这一见解，日本烟草产业（JT）表示，"吸烟人数在减少，患肺癌的死亡人数却反而在增加，所以肺癌和吸烟之间并没有什么特别明确的相互关联。"

我认为日本烟草协会的这番言论纯属强词夺理。

毫无疑问，这番言论遭到了禁烟派的抨击，同时发表了很多吸烟者多发癌症的事实数据。

作为日本厚生省科霍特调查的对象，40~79岁的男性有139 974人，女性有156 796人，其中，因为癌症死亡的男性有6 503人，其中有5 668人是吸烟者。

如果比较吸烟者、不吸烟者的癌症死亡的概率的话，吸烟男性的死亡率是不吸烟的1.79倍，女性则是1.57倍，吸烟者的死亡率确实要高出不少。

如果把范围仅限定在肺癌上的话，死亡者的比例还会增加。日本国立癌症中心的种种大规模调查显示，吸烟者比不吸烟者患肺癌的几率要高出5倍以上。

但是，对吸烟者而言，因癌症死亡的在11万人中有5 668人，单纯换算过来的话则占总人数的5%；在不吸烟的28 695人中患癌症的有840人，换算过来的话发病率大概不足4%。两者之间的发病率差异出人意料的非常小。

另外要提一下，最近经常被议论的被动吸烟所引起的肺癌发病率，日本厚生劳动省在对"丈夫吸烟，妻子被动吸烟"的夫妇28 000组持续13年的追踪调查结果显示，妻子患肺癌的案例有109起，发病率为0.3%。

可以说，吸烟者的家人几乎没有什么感染肺癌的风险。

禁烟的成果上没有死角吗?

吸烟对身体健康不好，所以现在反吸烟的浪潮日益高涨。我不想驳斥这一观点，但还是想给大家讲述一件轶事。

十多年前，美国著名的医学杂志《药学新大陆》登载了一篇医学院学生的投稿。

"当时，我100岁的曾祖父无论如何都无法成功戒烟，家里人都希望曾祖父能够更加长寿，于是就一天到晚跟曾祖父说吸烟对身体有多大害处，戒烟对健康的益处之类的话，劝曾祖父戒烟，可是曾祖父从来就没有听进去过。

我自己在进入医科大学学习后，家里人对我说'你是要成为医生的人，一定要说服爷爷戒烟'。

于是，我对曾祖父陈述了吸烟对身体的危害，以及戒烟的益处。曾祖父悠然自得地抽了口烟，对我说：'我的主治医生大概有过20多人了吧，那些劝我戒烟的医生，以及那些完全不吸烟的医生已经全都不在人世了。'"

有一份很早以前在英国进行的调查结果显示，从1951年到1971年的20年间，34 000名医生中有60%的人戒烟，其结果就是这些戒烟的医生患心肌梗死的几率降低了38%，患脑卒中的几率降低了42%，患肺癌的几率降低了36%。

但是，另一方面，因为酒精依赖症患肝硬化的人数增长了30%，自杀率增长了48%，因事故而死亡的人数也增加了86%。

当然，不能说这些数据都是戒烟所带来的结果。但是，如果只关注和戒烟效果直接相关的那些数据，而不去关注间接关联的东西，反而是一件危险的事情。

不要忽视香烟的放松效果

虽然很啰嗦，但是我还要再一次重申，我不是因为赞成吸烟而列出这一串数字的。

香烟不仅仅是癌症，还是心脏疾病和肺气肿等呼吸系统疾病的主要病因，对健康有着诸多的危害。

但是，香烟的这些危害还没有到达它可以被视作天敌的地步。对待这些风险的做法人与人不同，我们不能一概而论。但至少我个人认为，如果喜欢吸烟的话，在烟瘾不是太大的前提下，仅仅在压力很大需要放松的时候抽一支烟还是可以的。

在香烟的尼古丁中，含有可以修复组织和器官的必要生长激素，还含有可以加强神经活性的可的松。

另外，香烟里的去甲肾上腺素和多巴胺也可以促进身体分泌提神作用的激素。抽一支烟，可以解除疲劳，让头脑清醒，这绝对不仅仅是错觉。

对抽烟动机的调查结果显示，无论在美国还是欧洲，吸烟主要是为了解除神经上的疲劳以及心中的不安。那些好不容易戒烟成功却又复吸的人，再一次点着烟的动机中"不安和恐惧"占了42%，"社会压力"占了26%，"其他压力"占了12%，其中的社会压力这一项，主要来源于上司和商业伙伴劝烟受到自己的拒绝。

现在有研究结果表明，香烟可能有预防老年痴呆症的效果。美国华盛顿州巴特茨研究所的研究结果表明，吸烟者患阿兹海默综合征的概率比不吸烟的人要低22%。荷兰的范·杜因研究所的研究结果表明，吸烟者患阿兹海默综合征的概率确实要低一些。综合这些研究结果，我们可以基于自己的判断决定要不要吸烟。有一种说法是，每天吸烟的数量×吸烟的年数>400的话就容易患肺癌。按照这一说法，每天抽一包烟，连续20年以上的话就突破了这一危险的界限。心里要想着这一点，在想吸烟的时候，先询问一下周围的人，在得到允许后再开始吸，在明令禁烟的地方自觉不吸烟，这样才可以不被别人讨厌。

更重要的是，不应该在吸烟时战战兢兢，心虚得仿佛做了什么错事一般，而是应该好好地享用，这对于精神方面也很有益处。

*酒*曾经是"百药之首"

了解酒的特性

在一般人的印象里，酒对健康的危害远远没有烟大。但是，在身体出现异常的时候，100个人里就会有99个人跟你说"先生，您还是少喝点儿酒比较好"。这是因为在人们的心中，还是存在着饮酒有害身体健康的认识。

我从来不会酗酒，但是我却经常庆幸自己天生酒量就不错。

在酒的世界中，有很多时候可以让心灵得到陶醉，没有什么能比和朋友、同事把酒言欢更让人高兴的事了。

在庆祝、道贺的场合，酒也是不可或缺的。酒本身就拥有一种让人们相互亲近的效力。

早在石器时代，人们就开始饮用葡萄酒或者柿酒，酒在史前就与人类结下了不可分割的缘分。在原始社会中，酒不仅仅是作为一种助兴工具，还因为自身所具备的保健功效而被广泛饮用。

可以印证这一点的，是"酒为百药之首"这个谚语。在欧美的医院里，直到20世纪初还保留着以酒作为药的处方。

酒最重要的就是增强食欲以及镇静精神。在紧张时，稍微喝一点就可以缓解紧张情绪。相信体验过这一点的人不在少数。

患有失眠症的患者在睡觉前应该喝一点酒，这会让他们昏昏睡去。酒精有着促进睡眠的催眠效果。

饮过酒后，酒精会被消化器官吸收，其中一部分会被传递到脑中，促进脑干网状活化系统的工作。这一组织有着唤醒人体功能的作用，酒精却可以抑制其工作，其结果就是让人发困。在睡前为了睡得更好而饮酒也是很讲究方法的，但是如果不注意的话有可能会产生副作用。

酒有"习惯性"和"耐性增强"两个特征。简单地说，就是逐渐对酒精产生耐性从而变得更加清醒，以及随着饮酒量的增加，前一个效果进一步被加强这两种特性。如果没有这两种特性的话，人就会越喝越觉得困。但正是有了这两点，人在饮酒时才会不知不觉地就喝得很多。

很少有人能够很好地掌握饮酒的量，这就是以上这两大特征——习惯性和耐性增强共同作用的结果。

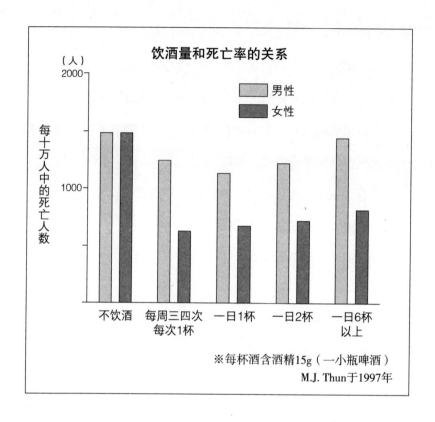

饮酒量和死亡率的关系

（人）

每十万人中的死亡人数

图例：
男性
女性

横轴标签：
不饮酒　　每周三四次　一日1杯　一日2杯　一日6杯
　　　　　每次1杯　　　　　　　　　　　　以上

※每杯酒含酒精15g（一小瓶啤酒）
M.J. Thun于1997年

能够掌握饮酒技巧的人往往长寿

让我们来看看酒和健康之间的直接联系吧。

其中让人感到意外的是，喝酒的人比不喝酒的人患冠动脉闭锁的几率要小，也就是说不容易患心肌梗死等心血管疾病。一般情况下，酒精具有让血管扩充的功效，因此，可以促进血液循环，使血管内不容易产生血栓，也就不容易患心肌梗死、脑梗死等疾病了。

每天平均饮用45ml酒精（相当于两瓶半啤酒）的法国南部居民，与饮酒量只有其一半的苏格兰人相比较，患心肌梗死死亡的概率也是其一半。从死亡率来看，每天喝相当于1~2小瓶啤酒的人更长寿。

可以说，适量饮酒的人更加长寿。

但是，如果从癌症的角度来看，不喝酒的人死亡率是最低的。每周喝2~3次，每次喝1瓶啤酒的人，和每天喝2瓶啤酒的人相比，死亡率没有明显的差异。

不过，每天喝4瓶以上啤酒的人的死亡率，要比每天喝2瓶啤酒的人高出了一倍。

在人们的印象中，饮酒会对肝脏产生很大的负担，会引发肝癌，不过饮酒的人最容易生的病却是喉癌。

过量饮酒容易引发肝腹水，进一步发展的话就会恶化成肝硬化或者肝癌，到这一阶段也就离死亡不远了。不过，最近的研究结果发现，肝硬化和肝癌中的95%以上都是由乙型肝炎病毒和丙型肝炎病毒所引起的。

现在，日本乙肝病毒和丙肝病毒的携带者分别都在200万人以上。丙型肝炎病毒在二战后至19世纪80年代通过卖血等途径传播，疫苗没有100%的疗效是感染扩大的主要原因。乙型肝炎的一大特征就是亲子传播。

近些年已经开发出了这两种肝炎的疫苗，只要是知道了具体的病情，在适当的时期施以适当的治疗，就可以有效防止其恶化成肝硬化或者肝癌。

牢记适宜的饮酒量

酒，只要不喝得过多，对身心都有益处。但问题在于，适宜的饮酒量实在是很难把握。严格地说，适宜的量，就是血液中的酒精浓度保持在0.1%以下。

进入人体内的酒精有20%会被胃吸收，剩下的80%由小肠吸收，通过血液传导至全身，在循环到肝脏时被逐渐分解。人和人分解酒精的能力可能存在着很大的差异，这也造成了有的人酒量大、有的人酒量小的情况。

在肝脏中没有被分解的酒精会残留在水中，再一次随血液在体内循环。当血液内的酒精浓度在0.1%以上时，人就会感到醉意。这时可以感到放松，或者变得特别有精神。醉的程度其实可以自己控制。

如果血液内的酒精浓度超过0.1%，身上就会散发出酒气，大脑昏沉沉的，记忆变得模糊，也就是"醉酒状态"，这时自我控制力也会减弱，所以经常会说出一些很混乱的话，有时还会造成很严重的后果。

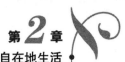

在进入社会后，如同"酒席职场"这个词所说的，喝酒和工作被紧密地联系在了一起。

为了控制血液中的酒精浓度，就要掌握好酒的单位。所谓的"一单位酒"，可以换算为清酒一合，或者啤酒一大杯；1/3瓶红酒，用水兑过的威士忌（单麦）2杯，大约相当于22g的乙醇。一个体重60kg的人在30分钟内喝完这么多酒时，人体需要花费3个小时来分解酒精。这一酒量的两倍，也就是2单位酒就是一日内饮酒的上限。

如果体重小于60kg的话，那么酒量也会相应减少，同理，体重大于60kg的话酒量也会相应地高一些。如果能够很好地控制饮酒量，即使每天喝都没什么太大危害。

没有必要每周都辟出两天"休肝日"

虽说如此，但是给自己加上一点约束也是一件好事，这样可以避免饮酒量超标。对酒的感情越深，对饮酒量的控制也越困难。

如果每天都饮酒，人体对血液中酒精的分解时间就会变长。在这个过程中，人体对脂肪的分解就会被滞后，在肝细胞内就会蓄积脂肪，血脂也会随之升高。这样的状态持续下去迟早有一天会演变成脂肪肝，最终有很大可能恶化为肝硬化。

为了预防这种情况的发生，每周最好能够有一天滴酒不沾，给肝脏一个休息的机会。如果想让酒精更彻底地被分解的话，可以每周设置两天"休肝日"。

关于这一点，现在有着与其截然不同的说法，首先，认为每周两次等间隔的休肝日更加有好处这种想法是没有道理的。另外，如果每周有两天休肝日的话，最好是连续的两天，例如周六、周日，周二、周三这样。

但是，对于那些酒鬼来说，连续两天禁酒实在是非常痛苦的事情。我对他们的这种感受充分理解。

不过请大家放心，因为日本人没有像欧美人那样把啤酒当成饮料来喝的习惯，所以不会一整天都抱着酒杯度过。所以，每周两天的休肝日也不是那么必要的。

如果把周日当成休肝日，且周六晚上饮过酒的话，下一次饮酒的时间就是周一的晚上。也就是说，一定要连续两天戒酒。

保证每次饮酒都不超量的秘诀，就是对自己的酒量有一个清楚的认识，在差不多有点儿飘飘然的感觉时就不再继续。之后就可以好好享受宴席的气氛，和朋友好好交流感情了。

这样，在第二天醒来时就不会有什么特别异样的感觉。而且即使常年累月地这样喝下去，也不会对健康产生什么过于恶劣的影响。

第**3**章

清醒地面对血压和胆固醇

不要在检查时稍稍超标就惊慌失措

有很多人在接受健康检查时，非常在意听到诸如"血压高"、"胆固醇高"等结果。

这些检查指标，展现了一个人的基本健康状况，但是如果仅仅关注于数值本身的话，就犯了"只见树木，不见森林"的错误。

另外，健康诊断的基准有时也是会发生变化的。也就是说并没有一个绝对的标准。特别是对于高血压和胆固醇，人们还是存在很多的误解。

我们只有掌握了血压和胆固醇方面的知识，才能对它们有一个清醒的认识，这样才不会产生多余的担心。

不断被调低的血压标准

让人吃惊的高血压发病率

在我参加的同学会上，大家大多已经年过古稀，有很多人吃着吃着饭就从口袋里掏出药来服用。这其中服用最多的就是降压药。

"我现在血压有点儿高，这是在两年前的健康诊断上查出来的。"

"我也是啊。"

大家聊的时候脸上泛起丝丝苦笑。

日本现在大约有4 000万的高血压病人。40岁以上的人中约有半数患有高血压。我总感觉高血压的发病率这么高是很奇怪的一件事情。

实际上，近些年日本已经逐渐调低了高血压的标准值。

在几十年前，判断高血压的标准是"年龄+90"。

不过这一判断标准还是太原始了。1969年的"内科诊断学"中，制定了最高血压150mmHg/最低血压100mmHg为正常值的标准。其后，1999年WHO和国际高血压学会对高血压做了以下定义，日本高血压学会也加以沿袭。

血压分为收缩压和扩张压。最理想的血压，不分年龄，是收缩压120mmHg以下，扩张压80mmHg以下。人的身体在正常状态下的血压，收缩压低于130mmHg，扩张压低于85mmHg，当血压在140/90mmHg以上的时候，就可以被诊断为"高血压症"。

同样是高血压，从某一年开始，其标准一口气就被降低了10mmHg。仅仅从这件事上来看，血压值的确定并没有什么严密的科学依据。

血压会随着年龄增长而升高

血压，指的是心脏将血液泵至全身各处时所产生的压力和血压的流动对血管所产生的压力。

孩子和年轻人的血管非常柔软，所以受到血流对血管壁的压力就比较轻，血压也可以保持在一个比较低的水平。但是，人过中年后，动脉壁会发生动脉硬化，逐渐失去弹性，血压也会随之升高。

日本东海大学的大栉阳一教授所发起的，针对全国70万人的一项健康诊断结果表明，标准血压值（正常人中的95%）男性在20~39岁时收缩压是145mmHg，之后，在60岁时血压会上升至

165mmHg。女性在20~39岁时是130mmHg，之后会上升，至60岁时为165mmHg。

其后，随着年龄的增长，血压也会继续上升。日本高血压学会将70岁以后的高血压治疗开始值指定为"年龄+100"mmHg。一般认为，到70岁为止，血压在170mmHg以下都没有必要开始针对性治疗。

而人们所期望的血压值是：

·70岁时150~160/90mmHg

·80岁时160~170/90mmHg

大家看过这个有什么感想呢？在我的周围，即使自己的血压在这一标准以下却服用降压药的人有很多。而且，有很多人把服药当成是一件不可遗忘的使命，每次吃完饭就立刻要水服药。

人类的身体不是在某一天突然开始衰老的，而是一点一点逐渐老去。在这一过程中，身体会逐渐习惯血压的上升，比起年轻时的身体更能够合理地调控血压。在身体逐渐老去的同时，身体应急系统的技巧也变得更加纯熟。

但是，如果总是让自己的身体超负荷运转，或者过着没有规律的生活，经常暴饮暴食的话，身体对于血压上升的反应将会变得迟钝，很容易造成血压激升的状况。

我已经强调过很多次了，标准指标的降低，并不是一件坏事，这点大家一定要谨记。

如上所述的科霍特调查的结果显示，将高血压的基准定得低一些，可以有效地降低脑卒中和心肌梗死等由动脉硬化引起的疾病发病率，也可以预防肾功能障碍，这是其优点所在。

但是，我仍然对将高龄者的血压130/85mmHg以下定为标准值，在140/90mmHg时就开始治疗这件事抱有疑问。

大可不必"血压超过140mmHg就开始服药"

毫无疑问，血糖值升高是在心脏检查中很受人关注的一点。但是在身体没有出现任何其他异常，仅仅是血压高于140/90mmHg就开始服用降压药实在是没有必要。

在发现自己的血压又呈升高趋势的时候，首先应该改善饮食，让自己的体重有所减轻，多运动，只有当这样的方法不能让血压降低时，才可以视情况使用降压药。

在接受检查的时候，比起那些一上来就开药的医生，我对建议改善生活习惯，根据改善后身体状况来制定治疗方案的医生更有好感。

调低高血压的标准值，一个很自然的结果就是，患"高血压症"的人数会大幅增长。现在日本的成年人中每3~4人就有一人为了降血压而服用降压药或者血管扩张剂。

随着年龄的增长，服用降压药的人数进一步增长。一项调查的结果显示，日本70岁以上的人中每2人就有一人在服用降压药。再看看本章开头提到的"4 000万高血压病人"，就不会觉得奇怪了。

现在，降压药和血管扩张剂销售额每年数以亿计，是个非常庞大的市场。这一市场被扩大的主要原因，是由血压标准值的降低以及血压一有升高立马服用降压药所引起的。像我一样对此感到不能释然的人应该有很多。

"医者，仁术也"在很早以前就已经变成了"医者，算术也"。最近医疗经营环境进一步严峻，如果不对医疗方法进行"算术"的话，医院的经营就无法继续，这就是我们所面临的现实。

降压药比起其他的药物而言副作用并不是那么明显，医生们也很乐于开这类药。但是其结果就是一旦开始服用，可能人生余下的日子就离不开这种药了。

前面提到过，随着年龄的增长，血压会有所升高。即使是降压药发挥效力，但是因为血压会随着年龄不断升高，所以血压的指标就总是会处在"治疗对象范围"之内。

实际上，由血压上升所引起的脑血管破裂导致的脑卒中的发病率，在近些年已经有了大幅度的减少。

在脑血管疾病中，有因为血管破裂造成的脑内出血和因为血管栓塞导致的脑梗死两种。50年代时脑出血的死亡率是95%，脑梗死死亡率是3%。但是到了2005年时，脑出血的死亡率降低到了26%，相反，脑梗死的死亡率反而升到了63%，彻彻底底地颠倒了个儿。

随着脑手术技术的发展，可以施行脑梗死手术的病例并不少。脑血管疾病的患者中脑出血占20%，脑梗死占了75%。

现在脑出血的患者数减少，是因为随着营养状况的提高血管也变得结实。甚至有的人因为良好的营养状况，最高血压在185mmHg时血管都没有发生破裂。

所以，血压有一点高也没什么必要太过担心的。

血压突然下降反而更危险

现在有数据表明，使用降压药来治疗高血压反而会提高死亡率。

日本东海大学教授大栉阳一的研究结果表明，一般人患脑梗死的几率是26.5%，正在接受治疗的高血压患者反而要更高一些，大约是45.6%，相当于前者的两倍。

接下来，大栉阳一教授又在65~68岁被调查人群间，让收缩压在160mmHg以上的人开始服用降压剂，其中一组人的血压降到了140mmHg以下。另一组的人血压降至140~159mmHg。比较这两组人发现，收缩压降至不满140mmHg的人，患脑梗死死亡的人数，以及因其他病因死亡的人数要高出很多。

通过这一让人震惊的数据，我认为，没有必要用药物将高血压患者的血压强行降至140mmHg以下。甚至可以说，这种强行降低血压的行为会产生极大的风险。

特别是65岁以上的高龄人群，如果血压在160/90mmHg以下的话，就没有必要服用降压药（当然，如果出现其他情况就另作考虑，不能一概而论）。此外，如果服用了降压药的话，让血压稍微降一点就可以了，而不要持续服用下去。

作为降压药的钙拮抗剂，是在日本被使用最多的一种药。因为医生的水平、医院经营等方面的因素，导致这一药物被过量使用。此外，在患者方面，也有血压降不到130/85mmHg以下就觉得"不满足"的倾向。导致了患脑梗死死亡的几率大大增加，出现了本末倒置的结果。

不要为血压的升降耿耿于怀

最近，在家中轻松检测血压的仪器已经得到了普及，每天早晚测量两次血压的人也在增加。这本身是一件好事，但是问题就在于测量时是否使用了正确的方法，以及能不能对测量结果抱有正确的态度。

其中，有很多人为血压在一日内的升降而感到有喜有忧，血压本身就是很容易变化的一项指标，出现一些升降是很正常的事情。

　　一般情况下，血压在刚起床时达到最高值，直至傍晚都会维持在一个很高的水准。在日落后血压会开始降低，和太阳的活动周期一样，其变化也属于"日差变动"

　　如果在一日之内收缩压的变化范围在20mmHg以内，就没有什么问题。如果变化超出这一标准就要引起警觉了，可以去找医生咨询一下。

　　有时根据人体特性的不同，对血压计的选择上也存在差异。家庭中使用最多的电子型血压计，很难称得上是值得信赖，经常会与医院所测得的血压存在一些差异。不过有的人在医院测量血压时，因为紧张，也会导致血压有所升高。

　　家庭用血压计不是非常的准确，这已经是事实了。不过，有时这些误差也是由于测量方法的不当所产生的。

　　每天测量血压，并将其变化制成图表的人，可以对自己的血压变化有一个清醒的认识。这一记录，在接受医生治疗时也是一份很重要的参考资料。

　　患生活习惯病的年龄，大概是从40岁开始。进入这一年龄段的人最好每天都坚持测量体重和血压。但是，对其数值的认识要长远地看，而不是只关注一日内的变化。此外，在使用降压剂时一定要慎重。即使是误用，也谨记不要让血压下降过多。

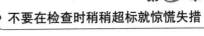

不用过度关注胆固醇值

和女性长寿有着深刻联系的胆固醇

最近我在报纸上看到一则很有趣的报道，政府赠给迎来100岁寿辰的老人的银杯变得小了一号，其原因就是现在能活到100岁的人越来越多。

在1989年，日本100岁以上的高龄者有3 000人，但是这一数字现在已经增长到了4万以上，20年的时间增长了10倍。这样一来，银杯的尺寸也就不得不被缩小了。

在这些超过100岁的超长寿人中有85%以上都是女性，男性只有女性的1/5。

相对于男性79.29岁的平均寿命，女性的平均寿命达到了86.05岁（2008年），男女有6.76岁的差距。不过在世界上任何国家，女性的平均寿命都要比男性长上那么几年。

其原因有很多。首先，男人承担了更大的工作压力；其次，

91

为了减轻这一压力，有很多男性都抽烟喝酒，这样患癌症、心血管疾病以及脑血管疾病的几率就会大大增加。

而患丙肝以及肝脏疾病的概率，女性只是男性的大约1/3。此外，因为动脉硬化进行得比较缓慢，女性患心脑血管疾病的概率也要比男人低很多。

导致这些危险性较低的一个重要因素就是雌性激素。雌性激素有着可以让胆固醇（分为HDL即高密度脂蛋白和LDL即低密度脂蛋白两种）的含量降低的作用。此外，在闭经后，雌性激素的分泌会急剧减少，LDL胆固醇的含量会增加。不仅仅是LDL胆固醇，胆固醇的总量以及HDL胆固醇也可以一直保持在比男性高的水准上。

胆固醇的增加成为了延缓动脉硬化的重要原因。当然，这一增加指的是控制在正常范围内的增加。

胆固醇是一种人体不可或缺的物质

我经常会听到有人说："香烟会使胆固醇升高，还是戒了比较好。"

这样的人肯定是认为胆固醇对健康有害。不过如果让他们解释胆固醇到底是怎样一种物质，为什么对健康有害的话，他们就回答不上来了。

从上面的结论上来说，"胆固醇=健康的大敌"这一观念是一个很大的错误。其实，对于人类而言，如果没有胆固醇就没法生存下去。

接下来，我会对胆固醇的真实身份做一下介绍：

· 胆固醇是构成人体细胞的细胞壁、细胞膜的主要成分

· 胆固醇的1/4集中在脑部，担负着传递神经信息的重要使命

· 胆固醇是类固醇和性激素的原料

· 胆固醇是帮助消化脂肪的胆汁酸的重要原料

承担着如此重要职责的胆固醇不仅仅是通过食物来摄入，在其含量不足时，人体自身也会制造胆固醇。有的人因为香烟、黄油、奶酪、肥肉所含的胆固醇比较多而控制摄入，那么其不足的部分就只能在体内自行生产了，可以说，限制摄入高胆固醇食物本身就没什么意义。

为什么人们会把胆固醇当成健康的大敌

对于人的身体而言，如此重要的胆固醇为什么会被当做健康的大敌来对待呢？我认为其中有两点原因：

第一，对于生存所必需的胆固醇，有时也会对健康产生不良的影响。典型的例子就是动脉粥样硬化。粥样的沉淀物导致血液中的胆固醇浓度升高，粥样沉淀也会变大，这些物质沉积在动脉

壁上，血管就会变得窄而硬，血液循环也会变差，从而引起动脉硬化。

虽然动脉硬化也只不过是一种常见的病变，但是这样一来，就会让人们做出血液中的胆固醇浓度升高导致动脉硬化，所以胆固醇对健康有害这一简单的推理。

造成胆固醇有害的另一个原因是：胆固醇分两种，一种对健康有益，另一种则有害，但是人们却把那种有害的胆固醇当成了全部。

单纯地把胆固醇分为有益、有害两种截然相反的物质，这是不正确的，因为在人身体内是不存在无用的物质的，而只有当所有的物质都处在一个适当的范围内，身体才能够健康。

简单地把胆固醇分为两类的结果，就是让人们产生了对胆固醇的误解，真是让人感到无奈啊！

胆固醇没有善恶之分

胆固醇中的LDL和HDL基本上的构造并没有太大的区别，密度比较低的LDL胆固醇的内部含有更多的脂肪，而在HDL中脂肪的含量则要少一些。

从这一差异上就可以看出，这两种胆固醇承担了完全相反的职责。简单地说就是：

·LDL胆固醇可以将由肝脏和肠道制造出来的胆固醇通过血管传递至全身各处

·HDL胆固醇可以通过细胞将胆固醇运送回肝脏

这就是两者分别所承担的任务。因此，HDL被当成是有益的成分，而LDL则被当成了对身体不利的东西，因为LDL将胆固醇输送到了全身的细胞中。

而且，因为如下的原因，胆固醇被当成了对健康有害的东西。

在对发生过心肌梗死的血管进行解剖时发现，血管壁发生膨胀，在其中充满了黄色的物质。这种黄色物质其实就是胆固醇，而且已经变质，也就是被氧化的胆固醇，可以说是胆固醇的残骸。这些被氧化的胆固醇在血管内堆积经历了以下的过程。

HDL胆固醇和LDL胆固醇在运送胆固醇至血管时，会被活性氧氧化。这样被运送的胆固醇和HDL、LDL等组织内的胆固醇就会在血管内滞留下来。这些被氧化的胆固醇会被巨噬细胞等免疫细胞吞噬，以避免对身体造成伤害。

那些大量吞噬被氧化的胆固醇的巨噬细胞看上去就像一个个气泡，所以也被称为泡沫细胞。这些泡沫细胞如果过度繁殖就被认为会引起动脉硬化。

胆固醇的职责

名　称	正式名和俗称	职　责
LDL	低密度脂蛋白（坏胆固醇）	将由肝脏和肠道所制造出来的胆固醇通过血管输送至全身各处
HDL	高密度脂蛋白（好胆固醇）	将细胞中剩余的胆固醇运送回肝脏

从上述的两种胆固醇所承担的职责可以看出，HDL胆固醇如果变多，血液中的胆固醇就会被回收到肝脏。所以，HDL胆固醇含量较高就不容易患动脉硬化和血栓。

也就因为如此，HDL被认为是有益的东西，而仅仅是因为LDL胆固醇承担着与之相反的职责，就被人认为是有害成分。

反过来看，HDL胆固醇和LDL胆固醇对人体都是必要的成分。问题不在于两者孰多孰少，而在于其中的平衡。LDL胆固醇过多而HDL胆固醇不足的话，就会有过量的胆固醇被传递到全身而不能回收，这样就容易造成动脉硬化。

相反，如果LDL胆固醇不足，而HDL胆固醇过多，因为生成细胞膜的胆固醇分泌不足，细胞膜就会变得非常脆弱，从而容易发生内出血、感染等症状。

以轻松的心态看待胆固醇值

相对于有益健康的东西而言，人们更容易对有害健康的东西产生过敏反应。因此，如果在血管中胆固醇发生堆积，就会发生心肌梗死，胆固醇含量增加就容易患动脉硬化，有这样的想法也就顺理成章了。

这样，人们就认为使胆固醇值降低是一件很关键的事情。因此，人们开始控制脂肪，特别是动物性脂肪的摄入。谢绝食用鸡蛋等含有大量胆固醇的食物，甚至到了不顾一切地厌恶胆固醇的地步。

可是，这却与本章开头所提到的"胆固醇含量的增加是延缓动脉硬化的一个重要条件"这一条相悖。

读到这里，大家应该已经有所了解了。把胆固醇当成健康的敌人而一味控制的行为根本就是错误的。不仅如此，将胆固醇保持在一个正常的水平上也是很关键的。

胆固醇过高所引起的症状，以前被称作"高脂血症"。在2007年日本动脉硬化学会将其更名为"脂质异常症"。此外，长期被普及的"总胆固醇值低于5.94mmol/L"，也不再被当做诊断标准。

现在，人们会为HDL降低而感到担心，并且时刻警惕着以下

3种脂质异常症：

· 高LDL胆固醇血症⋯⋯LDL值在3.78mmol/L以上

· 低HDL胆固醇血症⋯⋯HDL值不足1.08mmol/L

· 高中性脂肪血症⋯⋯中性脂肪在4.05mmol/L以上

这3种症状都是在空腹时进行采血检查所获得的数值，此外还会对在这些数值外的危险因素进行分析然后得出结论。

这一新标准在2007年刚刚被采用。在此之前的检查报告中基本上都是以总胆固醇值作为基准。接下来我会就此举出一些数据来展示当时的情形。

在日本，"总胆固醇值不足5.94mmol/L"是胆固醇的正常标准。但是，现在看来这一标准定得过低了。相比日本患心肌梗死的人远远超出的美国，对总胆固醇正常值设定为6.48mmol/L。

如果再作深究的话，日本在2003年以前的标准也是6.48mmol/L，但是在2003年时下调至5.94mmol/L，然后到了2007年又再一次对其做了改动。

这样，总胆固醇为6.21mmol/L的人，2002年接受健康检查时还没什么问题，到了2003年诊断一下就变成了"胆固醇值过高，高脂血症"。

对检查数值的解读经常会出现上述这种变化，虽然我并不反对制定一个标准值，但是我们应该了解到这些数值并非绝对正确。

作为参考，请大家看一下如下的几个数值。如果将总胆固醇含量超过5.94mmol/L的人定为"胆固醇高"，那么在日本需要接受治疗的对象大约有2 500万人。如果将标准上调至6.48mmol/L，那么这一人数会降低至1 000万人。

前面提到了血压的标准和降压药市场规模之间的关系，其实降胆固醇药市场和胆固醇标准之间也有着同样的联系。标准值上调这一市场的规模就会缩小，而标准值下调市场规模则会扩大。

至于对标准值的制定和医药商之间是否有着什么联系，大家只能去想象了。

了解了这些以后，大家在下一次听到检查结果时，可以在脑中提醒自己"标准值也是在不断变动的"，这样，只要检查结果不是过高或者过低都可以选择性无视，或者以一种轻松的心态去看待它。

至少，我想大声提醒大家的是，即使胆固醇值稍微超一点标准值也没有必要紧张。

胆固醇过低才是大问题

人们普遍认为，体内的胆固醇含量越低越好，但其实并不是如此。

在对日本大阪府约1万人为对象进行的总胆固醇值与死亡率之间关系的调查结果显示，胆固醇含量超过6.48mmol/L的人死亡率并不是特别高，而真正风险高的人群，是那些脂肪含量在7.56mmol/L的男性。而女性在这一数值上仍然没有什么太大的风险。

另外，在一项对日本全国的调查结果中显示，男女的平均胆固醇含量只要不超过7.02mmol/L，都没有什么危险。

有一项关于LDL胆固醇值和死亡率关系的调查，其中对日本全国70万人的健康诊断报告进行分析，得出LDL胆固醇值的正常

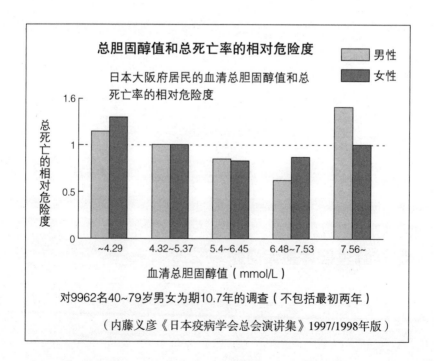

总胆固醇值和总死亡率的相对危险度

男性　女性

日本大阪府居民的血清总胆固醇值和总死亡率的相对危险度

纵轴：总死亡的相对危险度

横轴：血清总胆固醇值（mmol/L）　~4.29　4.32~5.37　5.4~6.45　6.48~7.53　7.56~

对9962名40~79岁男女为期10.7年的调查（不包括最初两年）

（内藤义彦《日本疫病学会总会演讲集》1997/1998年版）

值是5.13mmol/L以下。但是在欧美，即使超过这一数值也被认为是正常的。

此外，另一个引人注意的事实日渐明朗，即胆固醇值的过度低下会带来更大的危险。先前对日本大阪府居民的调查结果显示，总胆固醇值在4.32mmol/L以下时死亡率很高。其原因就是我之前所说的，LDL胆固醇承担了很重要的职责。胆固醇是制造健康细胞必不可少的成分，胆固醇不足会引起细胞功能降低，身体在遭到异物入侵时抵抗力变弱等。

当总胆固醇值在4.86mmol/L以下时，患癌症的风险急剧上升，脑卒中的发病率也会上升。诚然，胆固醇值的升高会引起心脏病发病率的增加，但是，为了不得心脏病而降低胆固醇值所收到的相反效果就是易患癌症和脑卒中。

因此，我们可以总结出以下结论：总胆固醇值在7.29mmol/L以下时对整体的死亡率不会有很大的影响，因此与其为胆固醇值的上升而紧张，不如关注身体的整体健康状况。

降胆固醇药真的是必需品吗？

我对代谢综合健康学诊断中的"中性脂肪值高于4.05mmol/L"这一项标准存有疑义，认为这一标准制定得过低。

在检查中即使只是稍微超过这一标准，医生也会告诉你"您的胆固醇值过高",无论是谁听到医生这样说都会感到不安。而且,这样的场景在反复上演,已经成了代谢综合健康诊断的一部分了。

可是在诸如女性哺乳期,需要大量消耗脂质,所以体内脂质含量会大幅增加,但是其对健康却不会产生什么影响。

另外,女性需要在体内使用胆固醇来合成雌性激素。在绝经后雌性激素的合成会大幅减少,胆固醇自然而然就累积了下来。其结果就是女性在绝经后胆固醇值会不可避免地升高。

当然,医生们非常了解这一生理变化。所以,在欧美普遍认为女性不需要降胆固醇药。

降胆固醇药本身其实就存在着诸多问题。2008年,在美国围绕降胆固醇药展开了一场大争论。但是因为大家都没有有说服力的数据,最终只能停留在推论的层面上论争。不过在美国,那些胆固醇高的女性在服用降胆固醇药后,其死亡率及患心肌梗死死亡的人数并没有因此减少。

在日本,除了前面提到的东海大学大桥阳一教授外,有很多的医生和研究人员都对胆固醇的标准值、降胆固醇药的使用,特别是女性的使用抱有很大的疑义。

我个人认为女性,特别是中年后的女性基本上没有必要服用降胆固醇药。

胆固醇不足容易引起老年痴呆和抑郁症

胆固醇不足所引起的副作用中，最让人关注的就是阿尔茨海默症（老年痴呆症）。

胆固醇是雌性激素以及睾丸酮的基本原料。性激素会刺激脑神经细胞，在脑细胞的培养液中，如果加入雌性激素或睾丸酮，神经细胞的轴突和树突就会变大。

神经活动伴随着轴突和树突，会在末梢产生电流刺激，然后通过神经网络进行传导。

通过突起的变大可以看出神经细胞很活跃，这时大脑也会积极地运转。

在1980年，美国的一所医科大学发表了一篇报道，报道中记载了他们对一位阿尔茨海默症患者注射睾丸酮从而改善了其症状的实例。而雌性激素则已被证明了具有同样的功效。

由此他们指出，睾丸酮或雌性激素的不足会引起阿尔茨海默症。

最近，患抑郁症人数的上升已经成为了一个很大的社会问题。有人指出抑郁症的发病和胆固醇不足之间也存在着一定的关系。

上面已经提到过，脑神经细胞的轴突会扩张发出信息，树突则会扩张接受信息。在轴突和树突之间并不是紧密联系的，两者之间还会有一定的空隙。在这之间电流信号会来回传递，从而进行信息的收发。

在这极为重要的轴突和树突部如果发生漏电的话，就很危险了，所以在它们周围包裹着一层磷脂层来加以保护。

这一磷脂层是由胆固醇和脂肪构成的。如果胆固醇的量不足，磷脂层就会变得不完整，很容易患上抑郁症。

为什么磷脂层的不完整会引起抑郁症呢？其原理至今仍然没有被发现，也可能是防漏电系统的不完整导致信号的收发出现障碍的缘故。

脑部如果除去水分，其中脂肪的重量占了70%，在这之中又有20%的胆固醇。从这一数字我们可以看出，胆固醇对大脑是一种多么重要的物质。

有些报告的数据已经可以证明抑郁症和胆固醇不足之间存在着某种关系了。

在荷兰，有一项对约3万人进行的大规模调查的结果显示，胆固醇值过低会引起脑部分泌羟色胺的不足。羟色胺是一种在脑内分泌，可以让人的心情平静的激素。

在法国，对患心血管疾病风险比较高的人群进行降低胆固醇的治疗。但是治疗记录显示，其中有5%的患者都自杀了。法国原本的自杀率约为1%，但是接受过这项治疗的人的死亡率却高出了3~4倍。

在意大利，对因为自杀未遂而被送入医院的331名患者的血液检查结果显示，他们的胆固醇值普遍偏低。

在日本，过了更年期的女性患抑郁症的人数急剧增加。究其原因，除了儿女们独立后造成了"空巢综合征"的出现，其中由于服用降胆固醇药导致胆固醇降得过低，也是一个不能忽视的原因。

没有必要忌吃鸡蛋

种种调查结果都显示，胆固醇值即使稍微高一点也不用担心，但是长期停留在人们脑海中的"胆固醇指标高就很危险"的老观念，却仍然左右着他们的判断。

在我的周围有很多人都抱有"不能让胆固醇升高"的观念，而不吃鸡蛋和肉。

当大家围坐一团吃烧烤的时候，这些人却经常自己一个人烤蔬菜和魔芋，吃的时候也从来不蘸生鸡蛋。

100g鸡蛋中蛋黄的胆固醇含量约是400mg，加上蛋白部分约有420mg，确实可以被称为是高胆固醇食物。

日本东海大学的本间康彦教授让20名参加实验的人每天吃3

个鸡蛋，持续两周，然后测量其LDL胆固醇值。结果发现胆固醇值升高的有2人，完全没有变化的有4人，降低的反而有14人。

最开始，吃鸡蛋会使胆固醇升高这一结论是通过兔子实验所得出的。

如果让兔子吃蛋黄等含有大量胆固醇的食物，胆固醇值很快就会增长到10倍以上。在对小白鼠和狗进行的实验中就不会出现这种现象。

其原因是，因为兔子是草食性动物，而小白鼠和狗是肉食性动物。草食性动物的小肠可以逐步吸收胆固醇，所以胆固醇值就会迅速升高。另一方面，肉食性动物在体内就可以制造胆固醇，肝脏还具有贮藏胆固醇的功能。所以即使是吃了过量的胆固醇也不会被吸收。

人类是杂食性动物，也可以被归为肉食性动物类。也就是，食用过量的胆固醇后也不会吸收。

每天早上吃一个鸡蛋，或者时不时吃点蛋卷蛋糕之类的食品，对身体非常有好处，也不用担心胆固醇值的上升。

首先我们要了解到鸡蛋是对身体非常有益的一种营养食品，它的热量很低，同时还能给身体提供优质的蛋白质。可以说是一种廉价、安全、优质的食物。

因为错误的胆固醇观念而放弃食用这么好的食物实在是很得

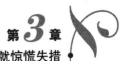

不偿失。

　　鲑鱼子和鱼子酱也是胆固醇含量很高的食品。但是，每日大量食用这两种食物的人应该很少。我如果能够得到品尝这些美味食物的机会，即使会让我的胆固醇升高也一定要大快朵颐，让我的一天都能够充满好心情。

　　胆固醇值还会因为过重的压力而升高。看着美味的食物，为了自己的健康而忍着不吃的话，反而可能会让胆固醇值上升。

中性脂肪和胆固醇不是一回事

　　在代谢综合健康诊断中，是用中性脂肪值检查来代替胆固醇检查。这并不是说明检查胆固醇值没有什么意义，而是因为在这样的检查中，需要选取那些如果偏离正常范围医生就可以提出对生活习惯的改善指导意见，从而让身体恢复健康状态的指标。这样的指标多数受生活习惯的影响较大，这就是选取检查项目的依据。

　　不过大家知道胆固醇和中性脂肪有什么区别吗？肯定有人会认为胆固醇和中性脂肪是一回事，但其实两者完全不一样。唯一的相同点是两者都属于脂肪，但是在体内所起的作用却完全相反。

　　在脂质中有脂肪酸、中性脂肪、磷脂等几大类，胆固醇只是脂质的一种。其中，中性脂肪是一种由肝脏制造，通过食物摄取然后贮藏在体内的脂肪。

每1g脂肪可以储存38Kj的热量，而每1g碳水化合物和蛋白质可以储存17Kj的热量。也就是说，脂肪储存热量的效率更高。可以说，中性脂肪是那种高效率的储存机构。

中性脂肪存在于血液中，承担着将摄入消化的脂肪运送到皮下脂肪和内脏脂肪的重要职责。

中性脂肪在体内的三大职责如下：

①能量源。因为中性脂肪（蓄积脂肪）的存在，人即使多日不进食也可以存活；

②体温调节。中性脂肪内的能量可以转化为热量来维持体温。另外，还有不让热量外逸的功效；

③保护脏器不受外部刺激。

因为有着这些重要的功能，所以中性脂肪对人体是很必要的，将其视为人体之大敌是错误的。中性脂肪值过低就会使身体缺少保护，从而产生健康方面的问题。

但是，如果中性脂肪过度堆积的话，也会产生问题。前面已经提到过了，多余的脂肪将会被储藏在肝脏中。但是，肝脏的储藏功能是有极限的。肝脏所储藏的适量脂肪可以被身体作为能量源来使用，完全没有什么问题，但是如果超过了一个限度的话，

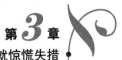
那些过剩的中性脂肪就会给肝脏带来负担，从而引发脂肪肝和动脉硬化。

中性脂肪值在什么样的范围内会有危险

在代谢综合健康诊断中，对脂质的检查要点是：

中性脂肪值在1.69mmol/L以上，此外HDL胆固醇在1.08mmol/L以下。

这一指标，是作为判断生活习惯是否需要改善的一个标准。在此，那些仅仅是因为中性脂肪值有一点高就被列为需要改善生活习惯对象的人，并没有必要被贴上"脂质异常症"的标签。

前面提到过的大栉阳一教授的报告指出，无论男女，中性脂肪值即使超过1.69mmol/L死亡率也不会变得更高。

但是，70岁以上的女性中性脂肪值在1.69mmol/L以上，60岁的男性中性脂肪值在2.26mmol/L以上的话，死亡率就会明显地升高。

如果排除家族性高脂血症，也就是遗传性的中性脂肪和LDL胆固醇值偏高的人，那些因为不良生活习惯而导致中性脂肪偏高的人们，只要不是老年人，在3.39mmol/L以下时都没有接受治疗的必要。此外，也完全没有必要把中性脂肪值降低到1.69mmol/L以下。

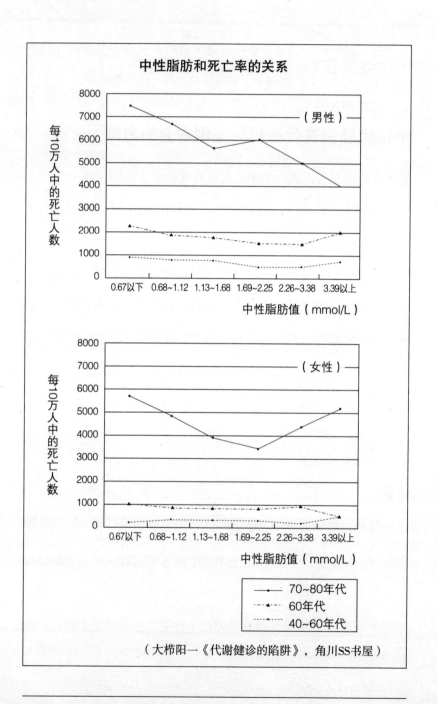

中性脂肪和死亡率的关系

（大栉阳一《代谢健诊的陷阱》，角川SS书屋）

不用过度在意中性脂肪值

在代谢综合诊断中，如果腰围超过标准值、HDL胆固醇低于1.08mmol/L的话，就会被当做需要改善生活习惯的对象接受治疗。

对生活习惯的改善，一般来讲，就是改善饮食，增加运动。也就是注意不要吃得太饱，不要摄入过多的脂肪。

最近，除了胆固醇外，中性脂肪也被视为健康之大敌。市场上也出现了一些诸如燃脂药、降脂药之类的东西。

但是，日本人的脂肪摄入量在近些年下降得很厉害。厚生劳动省在2007年所进行的《国民健康营养调查》显示，日本人在1995年时每天平均摄入60g脂肪，到了近些年，这一数值迅速跌到了54g。

这和日本人的饮食标准相吻合，是人们心目中理想的摄入量。

另外，欧美诸国的脂肪供给量，美国超过了150g，欧洲诸国在150g左右，法国甚至达到了160g左右。

脂肪供给量指的只是提供（消费）了多少的数字，比起实际摄取量要大出了不少。但是，世界上大部分国家并不像日本这样对国民健康、营养进行定期的调查，所以只能对供给量做出比

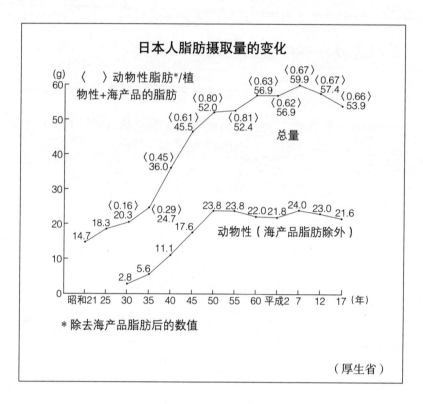

日本人脂肪摄取量的变化

（厚生省）

*除去海产品脂肪后的数值

较。在日本2003年的数据中，供给量约为86g，同一年厚生劳动省的摄入量调查结果是54g。两者之间相差的部分，实际上就是没有被吃下去，因为种种原因被扔掉的食物。

而且，日本人不仅仅食用含有高胆固醇和中性脂肪的动物性脂肪，而且还食用植物性脂肪。从这一角度来考虑，整体上，日本人完全没有必要改变目前摄入脂肪的现状。

当然，那些在烤肉店吃掉无数烤肉，或者创下比萨自助纪录的人，就要另当别论了。

此外，事实证明，在世界各地，脂肪消费量和平均寿命之间都存在着紧密的联系。脂肪摄入量比较少的国家，其平均寿命也较短。日本在战前的脂肪摄入量非常少，所以平均寿命也不到50岁。

在世界范围内对脂肪摄取量和寿命关系进行的调查结果显示，脂肪消费量在125g以下时，人的寿命和脂肪消费量成正比。但是超过了125g时，寿命就与脂肪消费量成反比。

那些认为不能食用过多油腻食物及动物性脂肪的人，原本都是拥有大量超级胖子的美国人，但是这一认识被传到了日本后，日本人没有考虑其是不是符合国情，就一味地相信了"脂肪对身体有害"的观点，根本不吃肥肉。这实在是一件很滑稽的事情。

而且，厚生劳动省在2005年所进行的调查结果显示，55.4%的人，也就是一半以上的日本人认为必须要控制油腻食品的摄入（改善饮食习惯的意识）。

很多日本人都认为脂肪对身体有害，从而对其抱有戒心。但是，我却完全不这么认为。

健康的饮食生活，就是享受美味

垃圾食品和快餐会导致脂肪摄入过量

前面提到过，日本人对营养的摄取，特别是对能量（热量）、脂肪的摄取量逐年减少。现在，日本人的营养摄入甚至属于略微缺乏的状态。

摄入能够让身体保持均衡的营养是非常关键的。

最近，每当进行调查时我们都会发现，孩子们和年轻人的饮食缺乏均衡的营养。在对小学生的调查中，大家普遍认为只要把学校配给的食物全部吃下去营养就能够得到保障。

现在有很多的孩子不吃早饭就去上学，还有很多孩子正餐只吃一种主食（比如面条或米饭等），他们不像以往那样一家人围坐在餐桌边进食，而是一个人草草了事。像这种只吃一种主食的饮食方式，是无法保证摄入充足营养的。

年轻人的饮食习惯也有很大问题。他们进食了过多的方便食品、快餐或者薯片这样的垃圾食品，有很多人都靠吃方便面来充饥。

含有充足脂肪的食物入口时非常美味，吃下去后也比较容易消化，所以餐厅提供的食物所含的脂肪都比较充足。

对于忙碌的现代人，时不时地品尝一下这样的食物，可以感受到生活的美好。但是，如果每天有两餐以上都食用这样的食物就需要注意了。

此外，一袋60g的薯片含有1 389Kj的热量、3.2g的蛋白质、20.8g的脂肪、33.1g的碳水化合物和292mg的钠（相当于0.7g食盐）。这样一袋薯片就包含了一日所需脂肪摄入量的1/3。虽然这些食物多使用植物油，可是在吃过正餐以后还贪恋于这样的垃圾食品，对身体是非常有害的。

薯片这类垃圾食物里通常含有大量的脂肪，所以，在吃过这些食物后肚子就会觉得很饱，也就没有胃口再吃正餐了，这样下去营养平衡必然会遭到破坏。

现在日本人的饮食习惯已经接近于理想状态，但是对饮食的认识方面还是有一点点误区。

以下是日本农林水产省、文部科学省、厚生劳动省在2000年联合制定的"饮食生活指南"，其后还在里面加入了孕妇的特别篇，但是基本上近十年来这一指南一直在被沿用着。

◆希望大家能够有所了解的生活指南

·享受美食

从心里来享受美味的食物。

通过每天健康的饮食来让自己更加长寿。

把家庭的团聚和与别人的交流当成一件要务，多参与

烹饪活动。

·从每天的饮食节奏来带动健康的生活模式

早饭带来充满活力的一天。

晚餐和夜宵不要吃得过多。

控制饮酒量。

·以主食、主菜、副菜为基础，构筑平衡膳食

食用多种多样的食物。

不要过于执迷于一种烹饪方式。

合理搭配自制食品和熟食。

·一定要摄入米饭等谷类食物

每餐都食用谷类食物，可以保证充足的能量摄入。

·搭配食用蔬菜、水果、牛奶、乳制品、豆类和鱼类

食用充足的蔬菜和水果，保证维生素、矿物质和膳食

纤维的摄入。

通过牛奶、乳制品、绿黄色蔬菜、豆类和小鱼等食物

来保证钙质摄入。

· **控制食盐和脂肪的摄入**

少吃咸的食品，每天的食盐摄入量要在10g以下。

不要摄入过量脂肪，并合理搭配动物、植物、海产品

脂肪的摄入。

养成查看营养成分表来选择食物的习惯。

· **知道自己的最佳体重，并选择合适的饮食方式**

如果觉得自己有发胖迹象，就去称体重。

平时要有意识地多运动。

健康就是美，所以不要随便减肥。

吃饭时细嚼慢咽。

· **饮食文化是地域产物，有一些新鲜料理也一样**

食用本地区的特产和时鲜材料做成的菜，可以让人品

味到自然的恩惠和四季的变化。

重视饮食文化，让自己每日的饮食更加丰富多彩。

掌握基本的食材知识和烹饪技巧。

经常尝试着做一些新菜。

· **提高保存食物的水平，减少浪费**

注意不要买得过多，做得过多，时刻记得不要剩菜。

留意保质期。

定期检查冰箱中的食材，并根据已有食材来制定菜谱。

·改善饮食生活

为自己的健康制定目标，养成检查自己饮食方式的习惯。

和家人、朋友商量如何改善饮食。

对学校伙食和家常菜有区别地认识。

从年轻时开始重视饮食习惯。

这一指南中并没有什么新鲜的发现，对于大部分人而言这一指南所载的都是常识性的内容。但是，如果问大家能不能够遵循这一指南生活的话，我相信能够充满自信点头的人应该不多。我认为，大家有必要把这一指南的内容铭记在心，但是，最重要的是要享受食物给我们带来的乐趣，每天都高高兴兴地品尝美味。

每天都能够快乐地享受食物，也是身体健康的一大表现。

第 **4** 章

对"盐""砂糖""肉""紫外线"等的常识性误解

不要给自己的生活加上过多禁忌

必须减少食盐摄入，

最好不吃糖，

肉对健康无益，

必须彻底躲避紫外线，

被众人所信赖的健康神话就肯定是事实。

这些一个个已经被科学验证过的事实，经常会产生相反的效果。

盐对身体的伤害真有那么大吗?

盐分会让血压上升?

前不久,我和一位编辑一起去吃寿司,他坐下以后先问了句:"这儿有没有低盐酱油啊?"我听到后感到很吃惊。而且,他还洋洋得意地跟我炫耀他最近开始非常注意自己的健康状况,估计他是想得到我这个医生的夸奖。

确实,最近使用低盐酱油的餐馆在不断地增加,就连卖干货的人都在宣扬自己卖的干货是使用甘盐制作的。可是使用甘盐来制作的食物本来就该是很咸的,这让人听起来很不可思议。不用说,甘盐制作的干货指的就是放很少的盐,咸度很低的干物。很明显,这是为那些受低盐风潮所鼓动,选择低盐食物的人所准备的。

我经常能听到有人说"盐分会引起高血压,容易患上动脉硬化和脑卒中",这些谣言使得盐被当成了一种对身体有害的调味品。开头提到过的那个编辑，寿司蘸食之前都要确认酱油是不是低盐的，如果不是甚至都不敢使用。有着类似做法的人还有很多。

盐分确实是引起血压上升的一个重要原因。人的体液中所含的钠元素浓度决定了体液的浸透性。但是，如果盐分摄入过多的话，钠元素的浓度也会上升，为了调节体液平衡就必须饮用大量的水，体液的量也会随之增加。

另外，吃下盐分浓度很高的食物，导致血液内钠浓度上升时，为了降低其含量，身体会分泌一种抗利尿激素，其结果就是尿量减少，体液总量反而增加。体内的水分增加的话，血管内的总液体也会增多，对血管的压力自然也会升高，从而导致血压的升高。

钠还有刺激交感神经的作用。交感神经的活动会让血管收缩，这也是一个导致血压上升的重要原因。

含有100种矿物质的天然盐

现在大家使用的基本上都是精制食用盐。"精制"就是指其纯度较高，对身体有益的盐。精制盐是通过电解法所制的"人工盐"，主要是由钠和盐素构成的。如果摄入过多这样的盐，体内的水分就会增加，血压也会随之升高。

但是，人类在古时候所食用的并不是"精制盐"，而是海水中的盐。有时人们也会食用岩盐，但是岩盐原本也是从海水中得来的。地壳变动让海底隆起，海水涌上陆地，水分在蒸发以后浓缩成了岩盐。

生命来自海水，盐分是维持生命所不可缺少的物质。动物都懂得去舔舐岩石，以摄取上面的岩盐。海水中不仅仅含有钠，还有约100种矿物质。而且，人体内也存在着大约100种矿物质。从海水中精炼出的盐，是生命的重要保障，不过量食用就不会对身体有危害。

在法语、意大利语和西班牙语中，美味一词都写作"salus"，其语源即来自于"盐"。曾经在所有的国家和地区，"美食有益身体健康"都被当成一种基本法则。可以说，盐就是美味的根本。

盐能在多大程度上提升血压

对健康很重要的盐，突然间就变成了不好的东西。其原因就是先前提到的"盐会提升血压"。

但是，在这一实验中使用的是小白鼠。其具体过程就是给小白鼠喂食盐分浓度很高的饲料，然后经测量发现小白鼠的血压很明显地有所上升。如果把喂给小白鼠的盐分换算到人身上的话，就相当于每天摄取500g的盐分，实在是一个非常大的量。

因为无法对人体进行试验，所以也无从知道人在这种条件下会有什么反应了。为了搞清这一点，只能够进行大规模的调查分析。1988年，联合国卫生组织（WHO）曾经对世界上的52个国家进行了血压和盐分摄取量关系的调查，其结果竟然是"盐分摄入量越少，寿命越短"，让人大跌眼镜。

在其他调查中我们可以发现，每天摄入14g盐和每天只摄入6g盐，从血压的反映上看不出有什么差异。

美国的斯通菲尔德博士的报告指出，"在高血压患者中，血液中钠浓度较低的人更容易患心肌梗死。"

通过这样的结果，我们就更难判断清楚盐分和血压之间的关系了。

日本京都大学的名誉教授家森幸男为了确定脑卒中和食物的关系，进行了一项实验。他培育出了一种100%会患脑卒中的小白鼠，然后把它们当成实验品。然后他在试验中发现，给这些小白鼠喂食一点点食盐，它们就会迅速发生脑卒中。不过，这些小白鼠在被喂食蛋白质时也一样会发生脑卒中。

此外，日本东京都老人综合研究所对盐分摄入较多、脑卒中患病率也较高的秋田县进行了一项"食物和健康调查"，其结果显示，在营养状况良好，蛋白质摄入充足的条件下，脑卒中的发病率可以得到缓解。

日本的东北地区饮食偏咸，但是脑卒中的发病率却并不是很高。这是因为他们基本上不摄入肉类蛋白。近些年来，其营养状况也日益得到改善，这也是脑卒中发病降低的一个重要因素。不过在目前，还没有人能够准确说清楚脑卒中和盐分摄入的关系。

有没有减少食盐摄入的必要？

近些年在全世界范围内掀起了一股日本料理的热潮。其源头就是前面提到过的，对美国人的肥胖做出了警告的马克格班报告。在报告中有"对健康有益的理想膳食就是传统的日本料理"这样的记载。在旁边还注明了"在吃日本料理时注意不要摄入过多盐分"这样的警告。

确实，一提起日本料理，通常就会想起味噌汤、酱菜、咸鱼等含盐分较多的食物。现在日本人为自己制定了每日摄取10g以内的盐的健康标准。不过在最近这一标准又进一步降低至6g，这已经是一个非常低的水准了。

6g，也是欧美的盐分摄取目标值。在英国，这一标准进一步降低，医学家提倡每日控制食盐食用量在3g以内。

不过，在一般情况下人每天会摄入多少盐分呢？

现在，日本人平均每天摄入11.2g盐，其中男性12.2g，女性

10.5g，远远超过了目标值。在20~30年前，人们每日的食盐摄取量是现在的两倍，但是人们却从不为之感到担心。

不过，最近"甘盐"这一词语非常流行，人们的减盐意识也在提高，实际的人均食盐摄入量已经很接近政府设定的目标值了。而且听说政府准备进一步降低目标值，降到现在6g的一半以下。

可是真的有必要对盐分摄入标准做出如此大的削减吗？我对此存在着疑问。我个人认为现在的标准就已经很低了，人们应该摒弃"食盐是大敌，一定要减少其摄入量"这样的观念。

不同的国家有着不同的饮食文化。日本料理的调味料主要就是酱油和味噌。我在美国生活的时候，很难像现在一样轻易地买到日本的食材，所以每次回国都要采购很多酱油和味精带回美国，有朋友回国的时候我也会委托他们帮我带这些调料回来。那时的我深切地感受到了酱油和味精是日本人饮食中不可或缺的一部分。

最近，法国料理也开始经常使用酱油作为调味汁。酱油和味精是非常美味的调味料，如果对此作出极端限制的话，日本料理的美味肯定会大打折扣。

酱油和味精都属于发酵食品。而发酵食品已经证明了自己对人体健康的良好功效。如果没有盐分，那些多余的微生物就会开始繁殖，发酵就无法顺利进行。所以，在生产酱油和味精的过程中一定要加入一定量的盐。随着生产技术进一步升级，市场上出现了低盐酱油和低盐味精等产品，但是估计不止是我一个人认为还是传统的酱油和味精更美味一些吧。

如果能够摄入充足蛋白质，就不用限制盐分的摄入

现在，日本人的平均盐分摄取量已经接近了国家制定的目标值。如果在此基础上进一步减少食盐使用，日本料理的美味就会褪色。而且就算是牺牲味觉继续减盐，也没有科学依据可以证明减盐能够降低高血压的发病率。

在美国进行过一项"防治高血压的食疗法研究"，也就是统称为DAS的一项研究结果表明，如果将高血压病人的盐分摄取量由7g减少到3g，那么收缩压可以降低8mmHg，而没有患高血压的病人通过减盐可以让收缩压降低3mmHg。

如果认为血压降低这么一点就足够的话，那大家可真是高估了减盐对降低血压所起到的效果了。在临床上，血压降低这么一点儿实在是没有什么太大的意义。而且，我在第3章已经提到过了，日本的高血压标准值本身就定得很低。如果担心自己的血压升高，我认为现在的平均减盐水准就已经足够了。

平均的减盐水准，具体说来有如下几点：

·咸菜、腌菜等本身已经用盐分调过味的食物在食用时就不要再蘸酱油

·在食用刺身等食物时不要蘸过多酱油

·不要在吃拉面或者乌冬面的时候喝下全部汤汁

·不要在食用调味食品时加盐

但是，眼下的研究结果表明，如果能够摄入充足蛋白质的话，就不需要过度减盐。在自家烹调时食用低盐调料，时不时去吃一顿寿司，可以让你感觉到生活的美好。

这可以说是大家比较追求的健康生活方式，而不是一味遵循医生的指示，眼中只有健康指标。每个人的体质不同，人生观和价值观都不一样，所以不能强求大家在所有事上都保持一致。

在减盐之前，最好先考虑一下是享受生活还是牺牲快乐来降低一点点患病的风险，这些只能由自己来做决定。

就我个人而言非常喜欢酱油和味精，这一点可能会被大家笑话"医生不养生"。但是我先前已经提到了，在食用天妇罗、寿司、鳗鱼等美味的时候，如果减盐食用的话，其美味就会大打折扣，与其如此还不如放开了饱餐一顿呢。

多多食用富含钙质的蔬菜和水果

为了让体内的盐分浓度降低，可以多多摄入一些有着排出体内多余盐分作用的矿物质和钙质。

新鲜蔬菜和水果中富含钙质。但是，蔬菜中的钙质在加热或者水洗时会流失，所以可以尝试着生吃蔬菜。

我推荐每天吃一次水果。如果能够养成每天饮用蔬菜苹果混合果汁的习惯就更完美了。黑米和全麦面包中所含的钙质也要比白米和精面中的钙质多得多，可以在平时注意多加食用。

其实，只要稍微动一点脑筋，就可以不用痛苦地减盐了。

被"冤枉"的砂糖

砂糖和糖尿病之间没有关系

近些年，糖尿病和高血压的患病率在急速上升。2006年日本进行的国民健康营养调查结果显示，糖尿病和糖尿病高危人群达到了1 870万人。相比2002年进行的上一次调查时增加了250万人（15.4%）。

这一数字在近些年每次调查都会有所增长，到现在糖尿病的预备军人数进一步增加，甚至在逼近2 000万人大关。

一说起糖尿病的病因，可能大家都认为是摄入砂糖过多导致发胖，肥胖进一步导致糖尿病。可是，从结论上来看，糖尿病和砂糖之间没有任何关系，而且砂糖和肥胖之间也没有太深的联系。

砂糖和食盐一样，也被冤枉地扣上了"对健康有害"的帽子。为了控制盐分而产生了"控盐"这个词，同样，为了控制糖

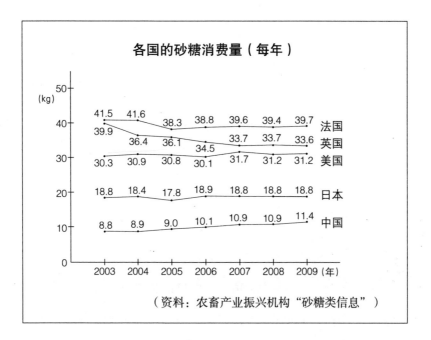

各国的砂糖消费量（每年）

（资料：农畜产业振兴机构"砂糖类信息"）

分摄入也产生了"控糖"这一新词。

现在，市面上销售的蛋糕、小点心等都开始"控糖"。不知道是不是已经习惯了这些低糖食物，我在吃外国点心时总会觉得甜得发腻。

与近些年糖尿病人数激增相对应的是，日本人的砂糖消费量基本没有发生什么变化，这一点应该能够证明砂糖和糖尿病之间没有关系。1960年时国民每年要消费40kg的砂糖，到1992年消费量减少了一半，是20kg。在今后还会大体保持这一水准。不过，糖尿病患者的人数却在不断增加，所以砂糖摄入量和糖尿病之间不要说是关系深厚了，而是根本就没有关系。

人们之所以会把糖尿病和砂糖的摄入联系到一起，是因为糖尿病这三个字中有个"糖"字，由此产生了误解。

有一半的日本人都有着这样的误解，希望大家看到这本书后能够消除这一错误的认识。

导致糖尿病患病率升高的元凶是压力

糖尿病，如同其名称所示，是症状为尿中含有糖分的一种疾病。在小便以后，厕所中会留有一股糖的味道，这可以让人察觉到自己是否患了糖尿病。但是，其病因却并不是糖分摄入过多，而是由糖代谢异常引起的疾病。

这里所说的糖指的是葡萄糖，也就是碳水化合物被消化时的形态。碳水化合物是由糖质和膳食纤维所构成的营养物质，基本上和砂糖属于一类物质。

碳水化合物和糖分在被摄取后会进入肠胃，在肠道中被分解为葡萄糖等单糖的形式，然后被血液吸收，传递至全身各处细胞，作为能量源被使用。

吸收葡萄糖这一工作主要由胰岛素来完成。胰岛素是由胰腺所分泌的一种激素。如果胰岛素分泌不足的话，血液吸收葡萄糖的能力就会下降，直接导致大量的葡萄糖滞留在血液中。同时细胞内会出现葡萄糖不足的症状。这就是糖尿病。

因为遗传因素而引起的糖尿病被称为1型糖尿病，因为不良生活习惯所引起的被称为2型糖尿病。现在，人数急剧增加的糖尿病患者大多是2型糖尿病。

糖尿病患者通过改善生活习惯、合理控制血糖值，可以让糖尿病变得不是那么可怕。但是，如果不改善自己的生活习惯，使血糖值常年处于很高的状态下，就会演变成慢性糖尿病，并会引发一系列可怕的并发症，比如心肌梗死和肾衰竭等危害生命的疾病，或者糖尿病性视网膜症等容易引起失明的疾病。

大家普遍认为糖尿病的发病原因是肥胖和摄入过多糖分，但是最近的研究结果发现，以上两条都不是其直接原因。在日本，现在暴饮暴食和肥胖现象都在减少，这一点和糖尿病患者数目不断增加两个事实相加，就可以得出两者并无联系的结论。

不过，肥胖和能量摄入过剩可能会加快糖尿病的发病。此外，还有一种说法，压力是糖尿病的主要导火索。

至少，从现代人生活压力越来越大，糖尿病患者数量也在逐步上升这件事上就可以看出，两者还是有一定联系的。2008年3月，日本东京都生活文化体育局发表的一份调查结果显示，被访者中的70%都认为自己经常能够感受到压力。而且，这一比例还在逐年递增。

糖尿病人一定要控制砂糖摄入量吗？

糖尿病的病因是"糖代谢"异常。以前，为了控制病情，通常都是控制碳水化合物的摄入。但是最近科学研究表明，控制整体的热量摄入，让膳食更加平衡尤其重要。

我遇到过一个人，跟我说"我现在正在减肥，所以绝对不能吃甜食，在白天我就只吃荞麦面"。而且他也从来不喝咖啡。

可惜我还是要给他泼一盆冷水。像他这样的努力完全是没有意义的。砂糖和荞麦面到了体内最终都会转化为葡萄糖，结果都是一样的。

从分子构造的角度来看，砂糖是由葡萄糖和果糖结合而成的。荞麦等碳水化合物中的葡萄糖链非常长。所以砂糖分解起来就更快一些。此外，砂糖一般都是在加餐时食用（比如小点心、红茶、咖啡等），所以最终都会转化为多余的热量，从而引发肥胖。

砂糖、大米和荞麦面各10g，最终转化的葡萄糖量基本相同。

当然，没有人会把砂糖像荞麦面一样装在一个大碗里大口大口吃吧。从热量角度来看，"砂糖对身体有害"、"荞麦面更加健康"都是很大的误解，完全没有科学道理。

与砂糖相比，荞麦面的糖分吸收得更慢（血糖值上升较慢），所以有很多人认为患了糖尿病后最好能食用荞麦面。但是在糖分的吸收速度方面，如果白面包是100的话，砂糖就是88.5，荞麦面就是83，基本上也没有太大的差异。

仅仅控制甜食摄入是无法让糖尿病的病情有所好转的，而且这样对饮食做出过多限制，反而会引发低热量、低营养、低血糖等病症。

对糖尿病病情有益的运动

在对糖尿病人的生活指导意见上，很重要的一条就是对饮食进行改善的同时要增加运动量。

多年前在美国，医生建议糖尿病高危人群每天要散步2.5个小时，如果能够坚持两年的话体重可以平均减少2.7kg。而且，散步的人和不散步的人相比，患糖尿病的概率要低70%。运动展现出了在应对糖尿病上的巨大效果。

对照汽车普及率和糖尿病的增加趋势，我们可以发现运动不足是导致生活习惯病的一个重要因素。

现在有很多人都定期去健身房锻炼，积极参加运动的人数也在不断增多。2006年所进行的国民健康营养调查结果显示，每周运动时间为0的人（也就是完全不运动的人）的比率，在20~30岁

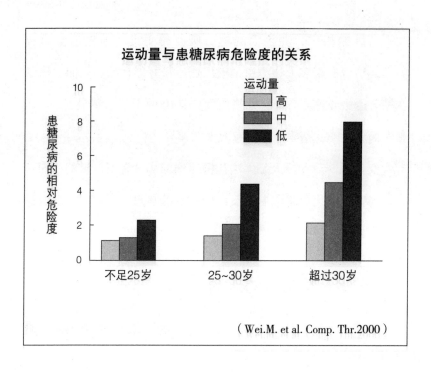

运动量与患糖尿病危险度的关系

患糖尿病的相对危险度

运动量
高
中
低

不足25岁　　25~30岁　　超过30岁

（Wei.M. et al. Comp. Thr.2000）

的年轻人中约占三成。

开始关注生活习惯病的40岁以上人群，完全不运动的人也占了30%以上。50多岁的男性有36.5％的人都不运动。比起男性，女性还要稍微勤快一点，就算如此仍然有超过27%的女人完全不运动。

我希望大家都能够认识到，克服糖尿病的最好方法不是控制甜食摄入，而是积极地参加运动。

红糖对健康有益吗？

有很多人都认为白糖对身体有害，而红糖对身体有益，我对此感到很不可思议。不用说，白糖和红糖的成分完全一样，唯一的不同就是一个是用甜菜制成的，而另一个是由甘蔗榨成的。

过去使用甜菜来制红糖的工艺还不是那么发达，现在红糖的产量已经相当高了，而且在市面上也被大量销售。人们认为，甜菜红糖和甘蔗红糖的成分不同，对健康的影响也不同。

红糖，是加热甘蔗中提取的汤汁经浓缩后冷却制成的，并不是非常的精细，但却含有丰富的钙质、磷、铁和矿物质、维生素B_1、维生素B_2，而且味道也非常独特。

在制作日式点心时使用的三温糖是介于白砂糖和黑糖之间，可以让烹煮的食物不变黑的一种精制砂糖，而且口感要比白砂糖更加浓厚，但是其所含的矿物质和维生素要比红糖低了很多。

虽说红糖有益身体健康，但是人们从砂糖中摄取的矿物质和维生素毕竟只占少数，所以不必为了摄取更多的营养而选择红糖和三温糖。

砂糖能够比"头脑体操"更好地提升大脑活力

最近"头脑风暴"非常流行,给这一风潮推波助澜的是"头脑训练"游戏机的诞生。在这一游戏机上可以一个个地回答脑筋急转弯,以起到锻炼大脑的作用。不过事实到底是怎么样的呢?

我在试玩的时候,通过反复的练习,成绩确实有所提高,但是却不能就此得出脑力得到提高的结论。无论什么事情只要反复练习,习惯了以后都可以更加迅速、高质量地完成。

我并没有否定这些游戏的作用的意思,但是如果有人认为砂糖对健康有害,而一边喝清咖啡一边玩头脑训练游戏机的话,我反而会觉得很奇怪。

大脑约占全身体重的2%左右。但是,脑部所消耗的能量却要约占到全身消耗能量的20%。而且,脑部所使用的能量也大多来源于葡萄糖。

巧克力等甜食,吃过后思维会变得敏捷,可以让大脑保持高度集中以及反应迅速,被认为是同声传译者的必备品。同声传译一般是两个人以10~15分钟为单元交替进行工作,在一个译员完成自己的工作等待期间,一般都会吃上一块巧克力补充糖分,为接下来的工作做准备。

日本女子营养大学的上西一弘教授通过实验确认了这一效

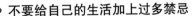

果。他将女子大学的98名大学生分为4组，在刚上完课，脑子还处在疲劳状态时对她们进行一项测试。测试内容是在15分钟内进行1位数的加法运算，在经过5分钟的休息后再接受15分钟的测试，从中分析思维效率的变化。

在这段休息时间里，第一组人喝汤，第二组人吃黑巧克力，第三组人喝加了糖的咖啡，第四组人则是喝咖啡吃巧克力。

其结果是，在休息前和休息后，测试的平均结果如下。第一组前半段915分，后半段981分，前后相差66分。第二组的前后成绩差为100分，第三组为102分，第4组则为110分。很明显，在休息期间摄入了充足糖分的组，后半段测试的结果要更好一些。

脑部活动会消耗大量葡萄糖，所以对葡萄糖缺乏的耐受性也很差。仅仅几分钟的葡萄糖供给中断都可以让意识丧失。比如糖尿病人在葡萄糖摄入量过少时，会出现低血糖以及昏睡的症状。

由此可知，葡萄糖对脑部活动而言是不可或缺的物质。但是，葡萄糖≠甜食。在面包和米饭中的面和米被分解后也会成为葡萄糖的成分。像现在那些还在上学或者工作的人，需要大量的糖分来供给脑部活动所需，但是他们却不吃早饭，这一点是非常不可取的。

为"甘甜"而感到幸福

无论是法国大餐还是日本料理，在最后都会上一道甜点作为收尾。可是为什么在肚子已经很饱的情况下还要吃甜食呢？我认为这并不是因为吃甜食不占肚子，而是因为食用甜的东西可以让人产生幸福的情绪。

西欧人从亚历山大大帝时期就开始食用砂糖了。在此之前，人们只知道蜂蜜这一种甜食。那些随着亚历山大大帝远征到印度的士兵，在第一次接触到甘蔗时都欣喜若狂。

欧洲人真正开始食用砂糖，还是在12~13世纪的十字军东征时期。但是，那时能够享受砂糖美味的只有那些王公贵族，平民百姓仅仅把糖当成一种药来使用。

在白鼠实验中，喂食它们各种味道的液体，当遇到甜水时它们会很快将其喝光，并表现出还想要喝的欲望。而喂它们喝苦水时就会立刻吐掉。这一反应说明，动物的本能就是喜欢甜的食物。

当然，婴儿也会做出一样的反应。即使是刚刚降生的婴儿，在喂食带甜味的汤时，他们都会高高兴兴地喝下，并一脸满足地进入梦乡。

从这里我们可以看出，甜味可以给人类带来好心情以及幸福感。在餐桌上的最后一道菜也肯定是甜点。无论是祝贺的宴席还是热闹的聚会，人们都离不开甜食所带来的幸福感。

最近，日本脑化学研究所的研究结果证实，甜味确实有增加幸福感的功效。实验证明，在小白鼠的口中放入砂糖可以让它们体内分泌更多的多巴胺。多巴胺是一种可以增加快感和幸福感的脑内激素。

此外，如果在舌头上放一点糖之类的甜食的话，脑内就会分泌一种类似麻药的物质——β-内啡肽，这种物质可以让人产生幸福的感觉。

在热恋中的日子被人称为"甜蜜的生活""这也是人们对待甜味态度的一种反映。

很多人认为甜食会引起肥胖，会导致糖尿病，从而远离甜味。殊不知，在这一过程中，他们也在逐渐远离幸福。

我的一个朋友患有糖尿病，她每周都会给孙子买蛋糕，并享受和孙子一起吃蛋糕的过程。其实，只要平时注意饮食，偶尔吃一次蛋糕也不会有什么太大的影响。

*肉*是可以让人感到幸福的食物

难道素食就是最好的饮食方式吗?

在这个世界上,各种健康法都有着一定的拥趸。我作为旁观者不能对其指手画脚。可是对于"素食"主义者,我却不得不说上几句。

这些"素食"的人的根据是,人类是从吃杂粮、草、果实的动物进化而来的。肉本身就不是人类的食物。

这种观点,完全忽视了人类作为文明和文化的创造者,通过发展进步来找到自己生存价值这一事实。翻阅人类历史,人类在正式跳出丛林,开始尝试各种食物,尤其是开始吃肉以后脑容量才飞速地增加,从而迈开了通往现代文明的第一步。

在江户时代之前,日本人受禁止杀生的佛教思想影响,从不吃肉。因此,江户时代的平均寿命只有不到40岁。当时日本婴幼

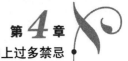

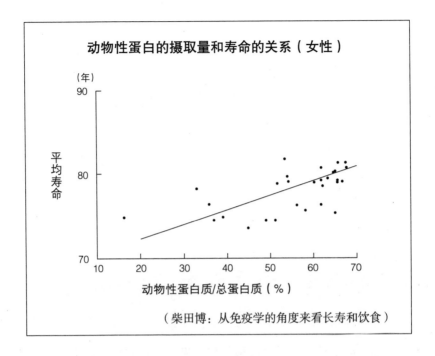

动物性蛋白的摄取量和寿命的关系（女性）

（柴田博：从免疫学的角度来看长寿和饮食）

儿的死亡率也很高，所以这一平均寿命还是只计算能够活到15岁的人的结果。

战后，日本人的肉食摄取量急剧增长，平均寿命也随之增加。

吃了肉食后，可以产生优质的蛋白质，血管、内脏、肌肉中构成身体的细胞也变得非常结实，由此寿命也在逐步增加。

日本樱美林大学的研究生教授柴田博分析了世界上30个国家的饮食结构，就动物性蛋白与寿命之间的关系进行了调查，结果得出了摄入动物性蛋白较多的人寿命也较长的结论。

"素食"主义者认为"豆类和米、谷类中包含有充足的蛋白质"。我并不想指出这一观点有什么不对，只是觉得仅仅是由于一些不明确的原因，就不吃动物性食品、砂糖、精制小麦粉这一点，让人感到非常奇怪。

只有靠肉来补充的氨基酸

人体是由60万亿个细胞所构成的，这些细胞构成了10万种以上的蛋白质。而这些种类繁多的蛋白质基本上可以归结为20类。因为细胞在不停地新陈代谢，所以蛋白质也要不停地更新。

肉类等动物性食品是重要的蛋白质源。蔬菜和谷类中也含有蛋白质，可是量比较少，如果仅仅依靠蔬菜和谷类来补充蛋白质的话，需要摄入的量将会非常巨大。

此外，蛋白质的组成也有问题。在360种氨基酸中，用于构成蛋白质的主要有20种，其中的嘌呤、亮氨酸、异亮氨酸、赖氨酸、苏氨酸、蛋氨酸、缬氨酸、苯丙氨酸、色氨酸等9种氨基酸无法在体内合成，所以必须通过食物来补充。这9种氨基酸被称为"必需氨基酸"。

在肉食中含有的这些必需氨基酸非常平衡。在植物中，大豆含有比较多的必需氨基酸。在斋饭中使用了很多的豆腐和大豆制品，可以很好地为人体补充必需氨基酸。虽然靠食用大豆可以补充必需氨基酸，不过如果吃肉的话，就可以更有效地摄入更多的优质蛋白质。

有一种衡量蛋白质构成和营养价值的评价体系，如果评价数值接近100的话，就可以被视作理想的蛋白质源。肉和鱼的这一数值都是100，木棉豆腐（木棉是指做豆腐时用来包豆腐的布料，木棉纹路稍粗，做出的豆腐口感稍硬）是82，米饭是62，乌冬面则是41。

鱼类的动物性蛋白要优于肉类

鱼类的蛋白质营养价值是100，是毫不逊色于肉类的优质蛋白质源。

此外，鱼的体内还含有可以预防血栓的EPA（二十碳五烯酸）和脑细胞膜中大量存在的DHA（二十二碳六烯酸），鱼肉中的Omega-3脂肪酸对于促进大脑功能非常关键，可以让大脑变得更加灵活。由此，世人广泛认为"鱼是最好的动物性食品"。

特别是含有大量EPA和DHA的青鱼，不仅对健康很有益处，而且也是一种非常美味的鱼。

可是，在大家一窝蜂地开始食用青鱼以后，因为日本人的偏激性，又把肉放到了一个对立的位置上，演变成了"鱼对身体好，肉对身体不好"这样的认识。现在，还有很多人认为肉类所含的脂肪对身体有害，吃肉会使胆固醇值升高，肉一下子成了不受欢迎的食品。

为什么日本人会由一点而否定全盘呢？我对此也无法理解。

另外需要说明的是，青鱼可以促进血液循环这一结论，是由居住在阿拉斯加的因纽特人患脑梗死和心肌梗死的概率比较低而得出来的，他们平时会食用大量的青鱼。在研究中也发现，青鱼中确实含有EPA。

肉拥有鱼所不具备的优点

同样是动物性食物，肉和鱼中所含的脂肪也是不同的。有一项很重大的发现就是，在肉中含有可以增加人幸福感的脑内激素。

1992年时，研究人员发现了在人脑中存在着一种可以让人感到幸福的激素。以色列希伯来大学麦克拉姆研究室的捷克科学家哈努斯和美国的多佩因发现，人类所感受到的幸福是由脑内所分泌的一种特殊激素所决定的。

他们将这种物质取名为"阿娜达"，在梵文中的意思是"至福"。"阿娜达"是一种被称为花生四烯酸的不饱和脂肪酸，它在人体内起着重要的免疫作用，还可以让人顺利地进入梦乡，不过这种物质的量过多的话会让人容易患上血栓。

这种花生四烯酸在脑内可以制造一种幸福物质，这种物质是任何东西都无法替代的。其构造就是花生四烯酸上连着一个乙醇胺。

花生四烯酸还由另一种被称作环前列腺素的物质构成。这种成分有抑制疼痛、决定血压升降等控制身体功能的作用，可以保证身体处在一个正常的工作状态下。鱼类的体内几乎不含花生四烯酸，而肉类中则含有大量这种物质。

除幸福激素外，肉还可以让人的心情变好，充满活力，也可以促进脑内激素5-羟色胺的合成。

最近，发病率急剧升高的抑郁症的一个重要病因就是5-羟色胺分泌不足。治疗抑郁症药的机理也是促进5-羟色胺的合成，或者让身体最大限度地有效利用5-羟色胺，并防止其分解。

5-羟色胺只能够由色氨酸来合成，而在肉类中含有丰富的色氨酸。

我认为脑营养失调是引发抑郁症的一个重要原因。在这个长寿时代，无论是谁都希望自己能够快乐、开朗地享受长寿的人生。人到了80岁以后，如果仍然想让自己的大脑充满活力，就应该多多摄取作为脑营养源的肉食。

西方在过圣诞节时会吃烤火鸡，在夏威夷和帕劳（太平洋上的岛国，位于菲律宾岛以东500千米）则是烹制烤乳猪来招待客人。在中国则是烤鸭，而在日本当一家团聚之时通常都会来一顿"好好烧"，在下班后同事一起吃一顿烤肉也是很常见的。

肉，是世界通用的招待客人的食物。在晴朗的日子里，在轻松欢乐的气氛下吃一顿美味的肉食大餐实在是无上的幸福。人在吃过什么样的食物后心情最高兴，相信对上述场景有过体验的人心里应该最清楚了吧。

鱼、肉、蔬菜三者皆得

您有没有过"因为食肉过多容易引发血栓，所以只吃鱼"，或者"因为动物性食品对身体不好，所以平常只吃黑米和蔬菜"这样的饮食习惯呢？

就我个人而言，无论是鱼、肉还是蔬菜都非常喜欢，我认为将这三者搭配起来吃最好。每种食物都有其优点，也有其不足的地方，只有掌握好它们之间的平衡，才能弥补各自的不足。结果就是在有益身体健康的前提下，还能够享受到至上的美味。

食用各种各样的食物，这本身就是一种乐趣。那些修禅的僧侣，在修行或者特别的参禅期间确实只吃斋饭，但是在其他时间，僧人也是会吃鱼和肉的。与佛教盛行的时代不同，现代人的寿命确实要长了很多。在漫长的一生中，如果想尽量不去给别人添麻烦的话，光靠吃斋饭是不足以保证营养摄入，保证身体健康的。

那些吃了一辈子斋饭的高僧们，在晚年有很多都会患老年痴呆症。

当然，老年痴呆症也不是每个人都会得，但是在目前，还没有一种比较好的预防手段。确实也不能就此下结论说高僧是因为素食而患病的。

但是，最近的研究结果表明，在上了年纪后，每天平均食用60~100g肉可以有效地防治老年痴呆症。

我很理解那些高僧不杀生的想法。但是，不仅仅是人类，其他的动物也是在依靠夺取其他生物的生命来生存的。所以，为了不浪费其他生灵的生命，我们要从心底抱着感激的心情去食用，这就是现代人对"杀生"的解释吧。

紫外线与癌症之间让人震惊的新发现

不同世纪对紫外线的迥异评价

紫外线在21世纪成为了人类健康的敌人！在人们的意识里，皮肤接收过多紫外线后会发生癌变，紫外线还会增加活性氧的数量，对细胞造成损伤，从而从方方面面危害人类的健康。

在20~30年前，孩子们为了健康地成长，还经常在太阳光的沐浴下玩耍，晒得越黝黑说明身体越健康。但是近年来，婴儿却不允许晒太阳，就算是在外面，为了不被太阳光照射到，大人都要打上遮阳伞。

确实，原来的"积极晒日光浴"的观念已经发生了变化。随着环境被不断破坏，臭氧层空洞的规模也在不断扩大，如果被紫外线辐射过多的话，确实会产生健康方面的问题。

但是，仍然是日本人性格中的极端主义思想在作怪，许多日本人现在外出时甚至要把全身都包裹得严严实实的，经常能看到有的人为了不被太阳晒到，在大热天戴着长长的手套。

我还曾经看到过市面上销售婴儿用太阳镜，当时感到非常震惊。在幼儿园的运动场上，也设有很多帐篷和太阳伞，以避免孩子们接受到过多的紫外线。如果幼儿园不采取这类措施的话，就会被家长认为是不关注孩子健康的表现，从而引发各种问题。

紫外线是美容之大敌吗？

最先掀起声讨紫外线攻势的是化妆品企业。其论据就是，随着年龄的增长，在脸上会出现细纹和斑。但是在胸口和腹部却不会出现这样的皱纹和斑痕，所以这些东西一定是由于紫外线催生出来的。因为脸部每天都在被紫外线照射，而处于衣服保护之下的胸口和腹部却不会。所以，紫外线就是造成皱纹和斑痕的元凶。

那些美容专家和化妆品厂商无时无刻不在宣扬"紫外线是美容之大敌，为了保持美丽的肌肤，一定要避开紫外线的侵袭"，为此，他们推出了各式各样的防晒产品。

确实，从美容的角度来看，需要在一定程度上躲避紫外线的照射。不过，每当看到大街上那些戴着巨大遮阳帽，脖子上缠着围巾，大夏天还戴着个长手套，穿着具有防紫外线功能的长袖衬衫的人，还是会觉得很可笑。

化妆品厂商也在不遗余力地开发防晒产品。现在，防晒霜的性能越来越好，不仅仅是面部防晒，甚至还出现了涂抹在胸部和胳膊上的防晒乳液。在海边等紫外线特别强烈的场合活动时，不用说要涂抹厚厚的防晒霜，就连平常在街上走一走都一定要采取防晒措施。

关注紫外线，首先需要掌握紫外线的正确知识。紫外线是较可视光波长更短的光，因为用六棱镜析光时处在紫色光柱的外侧而得名。有着隔离紫外线效果的材料被称为UV加工品，即英语单词"Ultra Violet"的缩写。

紫外线根据波长不同分为若干种类，能够通过臭氧层到达地面的只有UVA和UVB两种。UVA也被称为生活紫外线，也就是每天太阳光照射下的紫外线。UVB则是在海边等日光强烈的地方所含的紫外线。

防晒霜一般同时拥有防止两种紫外线的功效。在防晒霜中，一般用SPF或者PA来标记，SPF表示防御UVB的能力，用25或者50这样的数字来表述。数字越大说明防晒效果越好，给人感觉防晒霜的品质也就越高。实际上，SPF在20~30之间就已经足够了，数字即使再向上增大，防晒效果提升也不是很明显。

PA则是表示防御UVA的能力。在这一项上，分为＋、＋＋、

＋＋＋3个等级。其实日常生活中使用＋＋级别的防晒霜就已经足够了。

多晒太阳可以降低癌症发病率

因为紫外线所拥有的致癌性，它已经确确实实地被当成了反面角色。有一种说法是，天天在甲板上沐浴着太阳光工作的海员患皮肤癌的概率较高。所以人们就产生了"紫外线=患癌症风险增大"这样的想法。

可是最近却有很多研究结果表明，接受紫外线照射较多的人反而不容易得癌症。

在21世纪初，具体来说就是2004年前，世界范围内关于癌症和紫外线、纬度、维生素D含量的关系发表了63篇论文。在其中，有30篇与大肠癌有关、13篇与乳腺癌有关、26篇与前列腺癌有关、7篇与卵巢癌有关。

在有关大肠癌的30篇论文中有20篇指出，维生素D的含量和日光照射量越多，患大肠癌的几率越低。在有关13篇乳腺癌的论文中有9篇也出现了类似的论证，此外，有关前列腺癌、卵巢癌的论文中也有这样的内容。

日本国立国际医疗中心研究所、国际保健医疗研究部部长沟上哲也认为，体内的钙质可以降低大肠癌的发病率。

维生素D可以有效促进钙质的吸收。人体所必需的维生素D有50%需要在体内合成，在这一过程中，紫外线是必不可少的。沟上老师还就日光照射量和患癌症几率之间的关系做了调查，其结果显示，日光照射量较低的人患大肠癌等消化系统癌症的死亡率非常高。

这一结论在欧美的调查中也有所印证。美国的数据也显示大肠癌的死亡人数和紫外线的照射量有着密切联系，而患大肠癌死亡人数较少的地区，比如佛罗里达州和加利福尼亚州的日光都非常充足。

在英国，也就癌症的整体死亡人数和日光照射量之间的关系做了调查。这项调查的结果清楚地显示，日光不是很充足的北部地区和太阳明媚的南部相比，患癌症死亡的概率要高出2倍以上。

紫外线对健康有着重要的作用

大肠癌是近年来患病率急剧升高的一种癌症，其主要病因是摄入黄油、奶酪等动物性脂肪的量过多。不过，现在有一种观点是其发病率与接收紫外线照射过少也有关系。

以下列举的事实，可以证明紫外线和维生素D有着预防癌症、降低死亡率的功效。

第一是增加免疫力。

第二是可以抑制血管的新生。因为血管的新生因子是癌细胞最喜欢的营养源，抗癌物质一般都具有抑制新生因子生长的作用。

第三是细胞更容易自然死亡，这样可以有效抑制癌细胞的增殖、转移。

另外，维生素D还有着提升大脑记忆力的作用。

除此之外，众所周知，维生素D还有一大功效就是，促进钙质的吸收。维生素D可以从食物中吸收，然后进入骨骼，并促进骨骼的生长。

在北欧，因为夏天很短，人们晒日光浴的时间非常少，所以导致维生素D和钙质的严重不足，患佝偻病的人数也很多。

由此可见，紫外线对人类健康起着不可替代的作用。诚然，紫外线对人体也存在副作用，不过不能就此忽视其更为重要的作用。

约35亿年前，地球上所诞生的最早的生命体就是由光合成产生的。生物正是在太阳光、紫外线的照射下一步步进化发展的。

因为一些副作用而全盘否定紫外线的功效，这一点很明显是不对的。

紫外线对身体有一定的积极作用，身体需要定期地晒日光浴。而且作为有色人种，我们比白人对紫外线的耐受能力要更强一些。

我很理解那些爱美人士为了不长皱纹和斑痕而包裹住全身以躲避紫外线的照射。当然，把自己晒得乌黑发亮也没有必要，只不过根据季节和时间的不同，日照强度也有差别，这时需要避开紫外线照射最强烈的时间段，每天晒10分钟至1个小时的日光浴，就可以很好地促进维生素D的合成。

第5章

为了拥有健康而幸福的人生——

一定要掌握甄别健康知识真伪的能力

日本是世界上人均寿命最长的国家。

可是，在接受综合健康诊断时，完全没有异常的人数只占总人口的11%。

这其中的一个重要原因就是日本人喜欢给自己制造不安的国民性。

正是日本人担心健康受损的这种不安心理，造成了现在这种病态的局面。

在健康诊断中展现出来的数字，只是"平均值"或者"一般值"，只能把其当作一个粗略的标准。

当然，这也不意味着去忽视健康诊断的结果。

而是希望大家能够对身体所表现出的一些异常迹象有着清晰的了解。

就让我们用感官来聆听身体发出的声音，相信自己，充满自信地生活下去！

不要为健康状态感到过分不安

散步的形式很关键

最近，提前一站下车，走路去上班的人越来越多，这是因为大家都意识到了运动对保持身体健康的重要性。可能这也是导入代谢综合健康诊断的一大正面效果。

有一位女性编辑朋友也在这么做。她的体形有点微胖，在接受过代谢综合检查后意识到自己必须要开始运动了，于是每天早上都在附近的公园散步一个多小时。那个公园的樱花很有名，而且除了樱树外还有很多其他种类的树生长得也很茂盛。在树丛中穿梭，可以亲密地感受树发芽、长叶的全过程，更早地知道季节的变化。现在她已经不单纯是为了减肥而散步了，而是因为留恋树木美丽的枝芽，从心底享受大自然的美丽。

现在的公园里充满了散步的人，他们中的大部分都表情严肃，一边大步前行一边挥舞着双手。

在散步时，大多数人都非常专心，而忽视了身旁的绿树鲜花，碧波水鸟……这让人感到有点遗憾。

好不容易出来走走，不如在锻炼身体的同时欣赏四季的风景，享受大自然的魅力。

此外，根据每天的身体和精神状况，需要及时调整走路的速度和距离。那些听说每天走一万步对身体好而在腰间挎着一个计步器的人，实在是有点不知变通。

数字只能作为一种参考

虽说不要求一天走一万步吧，但是许多人将此视为健康的标准的话，就有点太死板了。这样一来反而会造成很可笑的结果。

比如提倡"一天吃30种食物"的饮食法。现在还相信这一理论的人应该很少了。在1985年时，"一天吃30种食物"活动由日本厚生劳动省推广，引发了一阵热潮，不过到2000年这一活动就被取消了。因为一天吃30种食物很容易就造成营养摄入过剩，这一活动最终成了一大笑柄。

当然，如果能够掌握好平衡地摄入多种食物，对身体还是有好处的。其判断标准是在餐桌上同时有鱼和肉类，而且菜品有白、绿、红、黑、黄等多种颜色。

普遍认为不挑食对身体健康有好处，可是在东洋医学的理论中，挑食其实是一种身体自身为了平衡阴阳性而做出的选择性调整。

应该很少有人会有这样的想法，不过换个角度想，每种食物都有其特色，只有平衡摄入才能够保证营养的均衡，这应该是没有任何问题的。

很多人都坚持"睡眠8小时"、可是调查结果表明，现代人的平均睡眠时间只有6个小时。但是，大家受睡眠8小时理论的影响，都认为6个小时的睡眠会导致睡眠不足，对身体有很大危害。

不过，睡眠并不是由睡眠时间来决定的，而且它与睡眠的质量有着很深的联系。有的人深度睡眠，5个小时就足够了，相反，有的人睡9~10个小时也睡不醒。

所以，评判睡眠的唯一标准就是自己在醒来后的感受。

平均寿命排在世界第一，却有90%的人健康状况异常！

日本是世界上平均寿命最长的国家，而且其健康寿命也排在世界第一。所谓健康寿命，用WHO在2000年发表的解释来说明的话，就是不需要日常的看护，能够独立自主生活的年龄。WHO在2004年发表的数据中显示，日本男性的健康寿命是72.3岁，女性

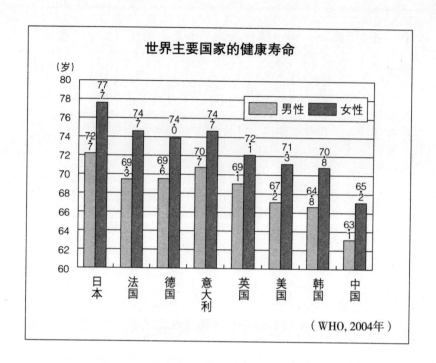

世界主要国家的健康寿命

（WHO，2004年）

则是77.7岁，均排在世界第一。

最近，很多人在质疑"长寿=幸福的人生"这一观点。有一个词被称为"人生质量"（quality of life），这个词代表着人生的质量、生活的质量。具体说来，如果每天都能够按照自己的愿望快乐地生活，而且身心健康，没有什么苦恼和烦心的事，生活质量（QOL）就非常高。

每个人都希望自己能够度过有成就的、受人尊敬的、长寿的一生。

很多人都认为，作为世界上健康寿命最长的国家，日本人

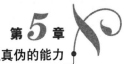

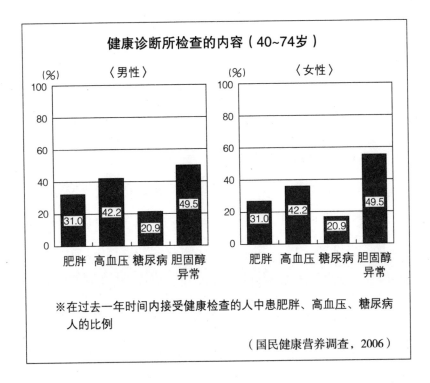

一定在自己的一生中都过着质量很高的生活。事实上，这也要归功于企业、学校定期进行健康诊断，各社区经常展开居民健康诊断、主妇健康诊断、老年人健康诊断。

此外，近些年日本每年大约有300万~400万人接受了健康检查。关注自己的健康状况，定期接受检查是保持身体健康的一项基本做法。这一点，日本也得到了正面的评价。

不过，也有让人感到很不可思议的事情。在接受健康检查的人中，身体非常健康的人，也就是身体各项指标完全没有异常的人只占总人数的11%。这一数字来自于健康检查学会，是一个比较准确的值。

健康检查学会认为，健康检查的精度很高，就算是一点点疾病的征兆都不会被放过，不过在10个人中有9个都不合格，这一结果无论是谁听到都会觉得奇怪。

此外，另一件让人感到不可思议的事情是，健康检查结果完全正常的人所占的比例越来越低。阶段性身体完全健康的人数1984年约有30%，1992年约有20%，2000年约有15%，2005年有12%，到了现在，只剩下11%了……

当然，这并不是说日本人更容易感染疾病了，而是因为检查设备的进步和检查标准的提高。这样一来，"异常"的人数也就随之增加了。

不要过度在意健康诊断的结果

接受健康诊断的人中，每10个人就有9个有问题，其中最大的原因就是前面提到过的生活习惯病，这也与日本对这些指标制定得过严有关。

还有一件不可思议的事情是，一般人在听到健康诊断非常正常时，大多会松一口气，可是日本人在听到这一结果时却经常会说："不对啊，最近我经常感到疲劳，是不是检查结果出现什么

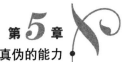

问题了？"

与此相对，当听到检查结果里面说自己的血压高，或者是血糖值超标时，日本人反而觉得很安心，因为这次检查体现了其自身的价值。

体检为医院带来了大量的利益，接受体检的人对于医院来说也都是贵客。

所以，投客人所好，稍微抬高一点健康指标，让病人觉得自己的身上某处有点问题，这都是医院所耍的小伎俩。

过度在意自己健康状况的结果就是反而给自己带来了对健康的担忧。

错误的健康知识的泛滥和体检的普及反而给人们带来了困扰，这实在是很具讽刺意义的一件事。

健康是非常关键的，而且对任何人而言，都是最重要的事情。担心自己生病是很正常的事情，不过要是过度纠结于此的话就没有必要了。

有关健康的指标如果超出了标准值，并不代表你已经患病，只是说明你患某种疾病的风险稍微升高了一点，需要多加留意。（不过如果指标超出标准值很多就要另当别论了。）

体检和健康诊断的7项依据

在现实中，医生基本上都不接受健康检查。有一句话"医生不养生"就是针对此而言。医生平时的工作很忙，没有节假日地工作，根本就没有时间去接受体检。但是，还有一个重要的原因是，医生心里都知道体检是怎样一回事儿，认为没有必要去浪费这个时间。

很多的普通人都是怀着"现在身体很健康，但还是要好好检查一下到底有没有毛病，不然我没法放心。最好能在疾病的早期就检查出来，然后抓紧时间治疗"这样的想法去接受体检的。在体检和代谢综合健康诊断的检查项目中，有科学依据的只有血压、身高、体重、饮酒、吸烟、抑郁症、糖负荷试验这7项。

而日本厚生劳动省发表的一项研究结果表明，像心电图和肝功能这样的检查完全没有什么意义，相信大家听到这一点应该都会很惊讶吧。

血压、身高、体重都可以自己在家里测量。而测量血压、血糖的仪器花个几千至1万日元就可以在市面上买到，比起体检的费用可是要少得多了。

原来，职员们接受体检的费用都是从健康保险费中出，自己负担的费用只占一小部分。所以当时自己出的那一点钱被当作是自己的放心钱。

可是，即使是没有检查出什么大的异常，过度关注检查结果所导致的担心、忧虑反而会造成很大的压力，会给身心健康带来很大的危害。

另外，对体检的过度信任也是不可取的。我们不能忽视PET癌症检查的漏查率。此外，像胃镜和胸透等需要医生用肉眼来分辨的检查方式，也很容易出现纰漏，因为在体检中心只有很少的医生，而他们每天要过目大量的数据，出现疏漏也是在所难免的。

我遇到过很多人，半年前刚接受过体检，那时还没有什么异常，可是半年后突然就撒手西归了，这也从另一方面体现了体检的局限性。

在此，我为大家介绍一组数据。

在美国进行过这样一项实验：将35~54岁的1万名男女通过抽签的形式分成两组，第一组每年接受体检，另一组则是不接受任何检查，然后在7年的时间里对他们进行追踪调查。

健康诊断的项目有：

· 身高、体重、血压、心电图、视力、眼压、听力、呼吸功能

· 胸透、各种血液检查、尿检

· 乙状结肠镜大肠检查（40岁以上男女）

· 乳腺造影检查

在欧美国家胃癌的发病率较低，所以在体检中省略了对胃癌的检查。

7年后，对两组中的死亡人数的调查结果显示，经常参加体检的组中每1 000人有36人死亡，而不接受体检的人群中每1 000人有39人死亡，在统计学的角度来看，这点差异几乎可以忽略不计。

在英国，对40~64岁的7 000名男女进行过9年同样的调查。其结果是，体检组的每年死亡人数1000人中约有10人，不接受体检的人群1 000人中则为9.2人。不过这也并不是说不接受体检就好，而是因为这点检查结果的差异同样可以忽略不计。

单从结果的角度来说，体检并没有起到一般人印象当中的可以让人保持身体健康、早期发现疾病的作用。

此外，如果认为接受体检可以让自己安心，也是可以定期去做体检的。不过，千万不要忘了其目的只是让自己安心，而不是让自己为一点点的异常而感到担心。如果侥幸能在体检中查出了早期癌症，那只能说是你非常幸运地捡回了一条命。有这样经历的人真的运气很好。

抱有"一病消灾"的乐观心态

关心自己的健康当然不是什么坏事。可是，越追求健康，越追求自己的安心，对健康标准的要求也就越高，在自己的心目中健康指标的正常值也随之升高。其结果就是，在接受体检的人中有89%的人身体都有"异常"。

把身体健康当成是人生最幸福之事的人应该有不少，但是并不意味着健康就是生命的全部。

一次次地接受检查，不断地给自己带来担心，如果每天都活在这样的担忧下，肯定会影响人的幸福。

有一种说法叫做"一病消灾"，"消灾"本来是佛教用语，指的是通过佛理来消减灾难。但是现在这一词语的含意被延伸开来，指代健康、平安。经常也可以听到"无病消灾"这种用法。

但是，现在还有一种解释是，通过一次生病对自己的身体健康状况有了全面的把握，并掌握了一定的健康常识，让自己远离其他疾病，这就是"一病消灾"。

希腊有一句谚语是："健康的精神依托于健康的身体。"兼好法师在《徒然草》里也写到"无病精神爽"，可见，精神和身体健康状况是息息相关的。而且兼好法师认为，久病缠身的人一般不适合作为朋友，因为他们的精神也一定是抑郁的、不健康的，与之交往过深会影响到自身的修养。

疾病能够教给人很多事情。比如对弱者同情的眼光以及对强健体魄的感谢之情。更重要的是，让我们意识到了健康的重要性，让我们感受到，只有健康的身体状况才能让我们体会到生活的美好。

在抱恙期间抬首望天，相信大家肯定不会有高声欢呼的念头吧。"一病消灾"，大家生过一次病后就会知道健康的可贵了。

不只是依赖自己的感性去判断

检查指标和"序、破、离"

日本著名的物理学家、散文家寺田寅彦（1878–1935）曾经说过这样一句话："如果对于一件事情过于纠结的话，就很容易深陷其中，反而会忽视更重要的东西。"

每当我看到日本人对待体检结果的反应时，脑海中就会浮现出这句话。

在本书中，我反复强调的一件事就是，日本现在所指定的健康标准，在世界上都算是最严格的。

我相信日本厚生劳动省是为了国民的健康而这么做的，可是那些专家却忽略了这样的标准会给老百姓带来不安，反而让他们陷入不健康之中。

不安会让心脏负担加重，生命活力减退。在对早期癌症患者心理反应和15年后存活率的调查结果显示，死亡率最高的人，就是那些最感到忧虑的人。

大家知不知道"序、破、离"呢？

序，指的是认真学习老师的教诲；破，指的是从学到的知识中举一反三，应用其来解决一些问题；离，指的是最终形成一个自己独特的流派和方法。

在修行"道"的时候，大抵要经过这3个阶段。

我认为对待体检结果和指标，也可以采取"序、破、离"的态度。

首先，要平静地接受体检结果，认真聆听保健师和医生的指导意见。不管怎么说那也是专业人士的建议。如果对自己的健康负责的话，就不能有不尊重医生的态度。这一阶段就是"序"。

但是，不能就此为止，接下来还要进入"破"和"离"的阶段。

检查结果的那些指标说到底也只是一种群体化的倾向，是从统计数值中分离出来的东西。面向大多数人时，这些数字是非常必需的，可是对个人而言，这些指标仅仅可以留作参考。

每个人的体质和体格都有差异。摄入同样分量的盐分，身体的反应都会有差异。就如同所穿衣服和鞋子有尺码一样，摄取量上也有"尺码"。

就算是医生也无法对之做出判断，只能是与自己的身体长期相处的自己觉出身体的体感以及微妙的变化。也就是说，能够管理自己身体健康状况的人只有自己。

当然，定期接受健康诊断或者体检的人可以获得一些客观的数据，而且我希望大家能够借此机会与医生多聊一聊。这也是"破"的阶段。

人在倾听自己身体所发出的声音时，对于一些征兆的判断反应，肯定不是那么准确的，因为大家没有丰富的医学知识做后盾。这些不准确的判断有时是很危险的。

但是，大多数时候虽然没有什么问题，有的人还是会平白无故担心，去胡乱吃一些药。不久前，报纸上就提醒大家一定注意不要服用过量的药物，不然对身体伤害很大。

药物都是有副作用的，所以尽量要少吃药甚至是不吃药。如果觉得自己非吃药不可的话，那么可以找医生商量，听听专家的意见然后再做决定。这就是"离"的阶段。

找回对健康感性认识的饮食方法

现在，日本是世界上最"美味"的国家，有着大量的世界一流餐厅，日本的老字号也都非常有特色，甚至在百货商场地下的美食街也能够让人目不暇接。

但是对于此情此景，我的脑海中却浮现出了德国营养学会会长福尔卡·普德尔教授的一番话："现在的人都是怀着破坏自己身体健康的罪恶感在吃饭的。"

有一项调查结果显示，现在有57%的人认为，如果是自己想做的事情，即使是损害身体健康也要做。（2005年，日本香烟综合研究中心调查）

不安，忍耐……还是不要这些比较好。如果是真正想去做的事情，就不要有所顾忌。让自己的身体、头脑活动起来，能量自然而然就会被消耗掉，自然而然就会感到肚子饿。

肚子感到饿的时候就要吃。可以说，空腹是最好的调味料。在肚子饿的时候，无论吃什么都会觉得很美味。

如果不想变胖的话，可以等自己的肚子饿了再开始吃饭。我认为抱着愉快的心情去享受美食是最好的减肥手段。

现在日本人的暴饮暴食起因大多是压力过大，与其对饮食顾虑很多，还不如让自然的食欲来决定吃什么比较好。

在吃饭时如果感到很美味，肚子在吃饱之前就会发出信号，让人感到满足、满腹时停止进食。脑部所发出的信号，就是身体的要求。能够敏锐察觉到这一点是非常重要的。其第一步就是，把自己从束缚中解脱出来。

人在摆脱束缚后抵抗力也会提高，即使有压力，也可以保持良好的心情。

将自己解放出来是保证健康的重要因素。一定要信任自己的身体抵抗疾病的能力。

禅宗高僧的健康要诀

良宽是一位四处游玩、心宽体胖的名僧。

在1828年新泻三条发生大地震，1600人遇难时，良宽给一位受灾的朋友写了一封信。信中说到：

"在多灾的时节遇到灾难是一件好事，在死亡的时节死去也是一件很应景的事。"

从表面上看，良宽真是一个冷酷无情的人。对自己遭遇地震、备受丧亲之痛的朋友说这样的话，实在是非常过分。

但是，这句话中也包含着很深的哲理。那就是人有无法逃避的命数，无论如何小心，该得病的时候还是会得病，无论如何注意养生，到一定时候人还是会死。

所以，一定要把活着当成是最大的幸事去享受。

良宽想要告诉朋友的大概就是这一点吧。这句话的真正含义是："你能活着就是一件很幸运的事了，一定要好好珍惜。"

只要想着自己现在还活着，那么什么灾难啊，以后的疾病啊就都不当回事了，因为没有什么事情能比活着更重要。

所以，在遇到不测之事时，不要慌张，要以平和的心态去面对。

日本人总觉得盐、糖和肉是危害他们健康的最大敌人，这其实是给自己徒增烦恼。

　　人生中很重要的一点就是保持"中庸"。更进一步来说，就是每天要乐观地生活。笑是能够提高免疫能力的最好的保健方法。

　　我认为，不要过度在意自己的得失，而是应该把这个那个的健康法都抛在脑后，轻轻松松、快快乐乐地度过每一天。